Otto Hemminki

Imunoterapia do cancro com um adenovírus oncolítico do sorotipo 3

Otto Hemminki

Imunoterapia do cancro com um adenovírus oncolítico do sorotipo 3

ScienciaScripts

Para as pessoas com cancro

ÍNDICE DE CONTEÚDOS

RESUMO

Em 2012, a OMS anunciou que o cancro era a principal causa de morte. Todos os dias morrem 20 000 pessoas devido ao cancro e estima-se que esta taxa duplique até 2030. Embora os tratamentos tenham progredido, ainda há poucas boas opções de tratamento para o cancro avançado. Por conseguinte, há uma necessidade urgente de novos tratamentos. A imunoterapia com adenovírus oncolíticos geneticamente modificados constitui um novo meio promissor de tratamento do cancro. Estes tratamentos incorporam dois conceitos básicos. Em primeiro lugar, os adenovírus são modificados de modo a replicarem-se apenas nas células cancerosas, o que torna os tratamentos mais seguros. Em segundo lugar, a oncólise das células cancerosas induzida pelo vírus provoca um sinal de perigo que desperta o sistema imunitário para combater o cancro. Os vírus podem ainda ser equipados com diferentes genes que podem estimular ainda mais o sistema imunitário. A maioria destes vírus oncolíticos baseia-se no serótipo 5 do adenovírus, tal como indicado em milhares de publicações. No entanto, o recetor primário do serotipo 5 é regulado negativamente no cancro avançado. Pelo contrário, sabe-se que o recetor do serótipo 3 do adenovírus é abundante no cancro avançado, o que o torna um tema de investigação interessante. Embora um serótipo diferente ofereça uma resposta imunitária alternativa, o serótipo 3 incorpora também outras caraterísticas interessantes que podem potenciar ainda mais a sua utilidade.

O nosso primeiro objetivo era criar adenovírus oncolíticos baseados no serótipo 3 para o tratamento do cancro humano. O objetivo foi alcançado, tornando este vírus, tanto quanto sabemos, o primeiro adenovírus oncolítico do mundo não baseado no serótipo 5 utilizado em seres humanos. As publicações, estudo I e II, fazem agora parte desta tese. O vírus foi concebido para ter um promotor da transcriptase reversa da telomerase humana (hTERT) que desvia a replicação do vírus para as células cancerosas. Este vírus, Ad3-hTERT-E1A, foi clonado, recuperado e produzido com êxito em grande escala, o que foi seguido de rigorosos ensaios pré-clínicos do vírus. Seguiram-se testes pré-clínicos rigorosos do vírus. Foram realizadas várias experiências *in vitro* e *in vivo*, incluindo sequenciação, qPCR, microscopia eletrónica e ensaios de anticorpos neutralizantes, tendo os dados mais convincentes sido obtidos a partir de culturas celulares e modelos animais. Verificámos que o serotipo 3 é eficaz em todos os principais tipos de cancro *in vitro*. *In vivo*, o vírus do serotipo 3 foi considerado pelo menos tão potente como os vírus de controlo baseados no serotipo 5 em vários modelos murinos de cancro humano. Antes dos tratamentos clínicos, foram efectuadas experiências de biodistribuição e de toxicidade. Nos estudos de toxicidade, o adenovírus 3 foi considerado menos tóxico do que os vírus de controlo baseados no serótipo 5 num modelo murino imunocompetente. A histologia de todos os órgãos principais e os valores sanguíneos básicos foram analisados. Os dados pré-clínicos sugerem uma forte eficácia com boa segurança.

No estudo II, publicamos os dados dos primeiros 25 pacientes tratados com o vírus Ad3-hTERT-E1A. Todos os doentes tinham tumores sólidos avançados refractários às terapias padrão. A segurança do tratamento foi boa, com um máximo de 4×10^{12} partículas de vírus administradas por via intravenosa e/ou intratumoral. De um modo geral, todos os doentes sofreram efeitos adversos ligeiros (grau 1-2) semelhantes aos da gripe, autolimitados. Não foram registados eventos adversos graves atribuíveis aos tratamentos. Após o tratamento, muitos doentes mostraram sinais de eficácia. Dos 15 doentes com marcadores tumorais elevados antes do tratamento, 73% responderam com uma diminuição ou nenhuma alteração dos marcadores. Foram mesmo registadas algumas respostas completas, enquanto alguns doentes apresentaram também uma clara diminuição da massa tumoral de acordo com os exames imagiológicos. Além disso, os dados clínicos sugerem uma forte eficácia com boa segurança, propondo a necessidade de um estudo aleatório.

O nosso objetivo seguinte era avaliar melhores formas de encontrar os respondedores ao tratamento, uma vez que a tomografia computorizada (TC) baseada no tamanho é conhecida por não ser óptima na avaliação de imunoterapêuticos, onde é comum o inchaço inicial do tumor devido à resposta imunitária. No estudo III, examinámos a capacidade da ressonância magnética (MRI) e da espetroscopia (MRS) em hamsters sírios imunocompetentes. A RM ponderada em T2 pareceu encorajadora ao encontrar hamsters que responderam logo dois dias após o tratamento. Foram observados resultados semelhantes num doente que respondeu a tratamentos oncolíticos. A MRS da taurina, da colina e dos ácidos gordos insaturados revelou-se um metabolito promissor na avaliação dos respondedores após a imunoterapia oncolítica. Estes resultados propõem a RMN e a MRS como potenciais métodos de avaliação dos doentes que respondem ao tratamento. A RM com ponderação T2 já é amplamente utilizada na clínica, pelo que um ensaio clínico deverá ser fácil de implementar.

No estudo IV, avaliámos os primeiros 16 doentes tratados com um adenovírus oncolítico quádruplo modificado do serótipo 5. O botão de fibra deste vírus é do serótipo 3, enquanto o vírus também produz uma molécula imunoestimuladora GM-CSF. As duas outras modificações restringem a replicação às células cancerígenas. O perfil de segurança do vírus assemelhava-se ao do vírus oncolítico do serótipo 3, tendo sido também observados numerosos sinais de eficácia. Os estudos imunológicos indicaram a ativação do sistema imunitário nos doentes que responderam. Também para este vírus existe justificação para um estudo aleatório.

TIIVISTELMÄ

WHO arvioi 2012 syövän maailman yleisimmäksi kuolinsyyksi ja saman arvion mukaan syöpäkuolemat kaksinkertaistuvat vuoteen 2030 mennessä. Vaikkakin perinteiset syöpähoidot ovat kehittyneet merkittävästi viime vuosikymmeninä, levinneen taudin ennuste on edelleen huono. Täten uusien syöpähoitojen tarve on ilmeinen. Onkolyyttiset virukset ovat yksi mahdollisuus hoitaa levinnyttä syöpää. Viruksia voidaan muokata siten, että niiden lisääntyminen rajoittuu syöpäkudoksiin tehden onkolyyttisistä viruksista turvallisempia kuin luonnon omat virukset. Halutessa viruksiin voidaan myös lisätä geenejä, jolloin ne saadaan tuottamaan esimerkiksi immuunipuolustusta aktivoivia molekyylejä. Immuunipuolustuksen aktivoituminen vaikuttaisikin olevan ensisijaisen tärkeää hyvän hoitovasteen saavuttamiseksi. Adenovirukset ovat osoittautuneet soveltuvan hyvin tähän käyttöön, ja tuhansia julkaisuja erityisesti adenovirus serotyyppi 5:sta on olemassa.

Tässä väitöskirjassa tarkastellaan erityisesti adenovirus serotyyppi 3:n ominaisuuksia syövän immunoterapiassa. Tiettävästi tämä on ensimmäinen ei-serotyypin-5 onkolyyttinen virus, jolla on hoidettu potilaita. Väitöskirjan ensimmäinen osatyö perustuu prekliinisiin töihin serotyypin 3 onkolyyttisella viruksella ja toinen painottuu potilashoitojen raportointiin. Kolmannessa osatyössä tarkastelen magneettikuvantamisen ja magneettispektroskopian mahdollisuuksia onkolyyttisissä immunoterapioissa. Neljäs osatyö käsittelee potilaita, joita on hoidettu onkolyyttisellä viruksella, johon asetettu geeni saa aikaan sen, että virus tuottaa immuunipuolustusta aktivoivaa GM-CSF sytokiinia.

Yhteenvetona voidaan todeta, että serotyypin 3 onkolyyttinen adenovirus vaikuttaa lupaavalta hoitomuodolta. Hoidetuista potilaista (N=25), joilla tuumorimarkkerit olivat koholla ennen hoitoa (N=15), markkerit laskivat tai pysyivät ennallaan 73 %:lla. Lisäksi muutamilla potilailla havaittiin selkeitä tuumorimassan pienenemisiä kuvantamisessa. Vastaavia havaintoja tehtiin myös potilaissa, joita hoidettiin GM-CSF sytokiinilla varustetulla viruksella. Prekliiniset kuvantamistutkimukset ja yksittäinen potilas antoivat viitettä siitä, että magneetti tai magneettispektroskopia kuvantamisesta voisi olla hyötyä hoitovastetta arvioitaessa.

LISTA DE PUBLICAÇÕES ORIGINAIS

Esta tese baseia-se nas seguintes publicações:

I Hemminki O, Bauerschmitz G, Hemmi S, Lavilla-Alonso S, Diaconu I, Koski A, Guse K, Desmond RA, Lappalainen M, Kanerva A, Cerullo V, Pesonen S, Hemminki A. **Oncolytic adenovirus based on serotype 3**, *Cancer Gene Th erapy* 2010

II Hemminki O, Diaconu I, Cerullo V, Pesonen S, Kanerva A, Joensuu T, Kairemo K, Laasonen L, Partanen K, Kangasniemi L, Lieber A, Pesonen S, Hemminki A. **Ad3-hTERT- E1A, um adenovírus oncolítico totalmente do serótipo 3, em doentes com cancro refratário à quimioterapia**, *Molecular Th erapy* 2012

III Hemminki O, Immonen R, Narvainen J, Kipari A, Soininen P, Pesonen S, Grohn O, Hemminki A. **A ressonância magnética in vivo (MRI) e a espetroscopia (MRS) identificam os respondedores ao adenovírus oncolítico,** *Int J Cancer* 2014

IV Hemminki O, Parviainen S, Juhila J, Turkki R, Linder N, Lundin L, Kankainen M, Ristimaki A, Koski A, Liikanen I, Oksanen M, Nettelbeck D. M., Kairemo K, Partanen K, Joensuu T, Kanerva A, Hemminki A. **Dados imunológicos de doentes com cancro tratados com Ad5/3-E2FTh24-GMCSF sugerem utilidade para a imunoterapia de tumores,** *Oncotarget* 2015

As publicações são referidas no texto pela sua numeração romana.

ABREVIATURAS

Ad	adenovirus
Ad3	adenovirus serotype 3
Ad5	adenovirus serotype 5
ACT	adoptive cell transfer
AE	adverse event
ATAP	Advanced Therapy Access Program
BCG	Bacillus Calmette–Guérin
bp	base pair
CAR	coxsackie-adenovirus receptor or chimeric antigen receptor
CD40L	CD40 ligand
CMV	cytomegalovirus
CR	complete response
CT	computed tomography
CTL	cytotoxic T lymphocyte
CTLA-4	cytotoxic T-lymphocyte antigen 4
DMEM	Dulbecco's modified Eagle's medium
DSG-2	Desmoglein-2
EMA	European Medicines Agency
EMT	epithelial-to-mesenchymal transition
FCS	fetal calf serum
GFP	green fluorescent protein
GM-CSF	granulocyte-macrophage colony-stimulating factor
hGM-CSF	human GM-CSF
HCC	hepatocellular carcinoma
HSPG	heparan sulphate proteoglycans
hTERT	human telomerase reverse transcriptase
HVR	hypervariable region
IL	interleukin
IFN	interferon
i.v.	intravenously
IRES	internal ribosome entry site
ITR	inverted terminal repeat
MHC	major histocompatibility complex
MR	minor response
MRI	magnetic resonance imaging
MRS	magnetic resonance spectroscopy
MTS	3-(4,5-dimethylthiazol-2-yl)-5-(3-carboxymethoxyphenyl)-2-(4- sulfophenyl)-2H-tetrazolium
NAb	neutralizing antibody
NaCl	sodium chloride
NSCLC	non-small cell lung cancer
NK	natural killer cell
ORR	overall response rate

PBS	phosphate buffered saline
PCR	polymerase chain reaction
PD	progressive disease
PD-1	programmed cell death protein 1
PET	positron emission tomography
pfu	plaque forming units
PR	partial response
PSA	prostate specific antigen
qPCR	quantitative real-time PCR
Rb	retinoblastoma
RECIST	response evaluation criteria in solid tumors
RGD	arginine-lysine-aspartic acid
rpm	rounds per minute
RPMI	Roswell Park Memorial Institute medium
SCCHN	Squamous Cell Carcinoma of the Head and Neck
SD	stable disease
TCID50	tissue culture infectious dose 50%
TCR	T-cell receptor
TNF	tumor necrosis factor
Treg	regulatory T cell
TIL	tumor infiltrating lymphocytes
VP	viral particles
WHO	World Health Organization

1. INTRODUÇÃO

Os dados de investigação publicados sugerem que, num futuro próximo, se verificarão mudanças dramáticas nas orientações dos tratamentos da maioria dos cancros.

Em 2012, a Organização Mundial de Saúde (OMS) comunicou, pela primeira vez na história, que o cancro causa mais mortes (8,2 milhões) do que qualquer outra doença específica, ultrapassando mesmo as doenças isquémicas do coração, os acidentes vasculares cerebrais e as doenças infecciosas (WHO Global Health Observatory Data Repository, 2012). Tanto a incidência como a mortalidade por cancro têm vindo a aumentar de forma constante desde há décadas. Apesar dos esforços maciços em matéria de prevenção, diagnóstico precoce e tratamento, o cancro avançado continua a não ter opções de tratamento curativo.

No caso de muitos cancros comuns (por exemplo, mama, próstata, cólon, bexiga, melanoma), a sensibilização das pessoas e dos médicos e os avanços nos instrumentos de diagnóstico (por exemplo, TAC, mamografia, ressonância magnética, marcadores sanguíneos, citologia, procedimentos escópicos, etc.) conduziram a um diagnóstico mais precoce, enquanto os avanços nos tratamentos conduziram a tratamentos mais seguros e mais eficazes. No entanto, os clínicos estão confusos com os problemas causados pela deteção de tumores malignos ou pré-malignos cada vez mais pequenos. Isto leva a mais acompanhamento, mais tratamentos, mais complicações e a um enorme stress psicológico para os doentes. Assim, as vantagens e desvantagens de muitos programas de rastreio do cancro estão em constante debate. Por exemplo, pensa-se que o simples rastreio do PSA poderia reduzir as mortes por cancro da próstata, mas se se tiver em conta as complicações relacionadas com o tratamento e o stress causado pelo diagnóstico, pensa-se que o rastreio pode acabar por causar mais danos aos doentes e pode nem sequer conduzir a uma maior sobrevivência global. Está em curso um debate semelhante no que respeita, por exemplo, ao rastreio do cancro da mama (na Finlândia, as mulheres com idades compreendidas entre os 50 e os 69 anos são rastreadas com intervalos de dois anos) e ao rastreio do cancro do cólon (*por exemplo,* efectuado em algumas regiões da Alemanha em doentes com 60 anos de idade). Nos EUA, recomenda-se atualmente o rastreio do cancro do colo do útero, do cancro colorrectal e do cancro da mama, e o rastreio do cancro da próstata, do pulmão e do ovário está a ser objeto de uma revisão ativa (Wardle et al. 2015).

Quando iniciei os meus estudos de doutoramento em 2007, o tratamento do cancro assentava em três pilares: cirurgia, radioterapia e quimioterapia, exatamente como quando nasci em 1980. Em alguns tipos específicos de tumores, podem ser utilizadas outras terapias, como a terapia anti-hormonal, os inibidores da tirosina quinase e os inibidores de pequenas moléculas. No entanto, estes tratamentos resultaram principalmente em benefícios marginais, observados em ligeiras alterações nas curvas de sobrevivência global ou livre de progressão. Foram necessárias centenas ou mesmo milhares de doentes vigorosamente selecionados para demonstrar o efeito da terapêutica. Para mim, isto demonstra que ainda estamos longe de ter bons tratamentos para a maioria dos doentes com cancro avançado.

Embora tenha havido um desenvolvimento notável na cirurgia, radioterapia e tratamentos médicos durante o último século, o cancro com metástases avançadas continua a ter um mau prognóstico. São necessárias novas modalidades de tratamento. Foi por esta razão que comecei a trabalhar com a terapia genética oncolítica, um domínio em rápido crescimento devido aos notáveis avanços técnicos registados nas últimas décadas. As técnicas de sequenciação e modificação de genes permitem-nos modificar racionalmente os vírus, por exemplo, para que a sua replicação e oncólise (lise das células tumorais) possam ser limitadas às células cancerígenas. A teoria era a de que um vírus poderia ser injetado nos tumores, criando a oncólise, e mais vírus estariam então prontos a infetar as células cancerosas até que todas as células cancerosas fossem destruídas. Embora a primeira autorização de comercialização de um adenovírus oncolítico do serótipo 5 (Xia et al. 2004) tenha sido recentemente concedida pelas entidades reguladoras chinesas em 2005, parecia que eram necessárias estratégias mais potentes. No entanto, o perfil de segurança da plataforma era bom, como demonstrado por milhares de milhões de infecções de seres humanos por adenovírus de tipo selvagem e por milhares de doentes tratados com adenovírus modificados (Toth et al. 2010). Uma vez que o recetor principal para o adenovírus do serótipo 5 é baixo na maioria dos cancros avançados, temos vindo a produzir vírus com o botão de fibra do serótipo 3 (Pesonen et al. 2010; Koski et al. 2013; Hemminki et al. 2015). Sabia-se que o recetor do serotipo 3 era comum em cancros avançados, embora o recetor primário em si não fosse conhecido nesta altura. O meu trabalho consistiu em criar e investigar o primeiro adenovírus oncolítico completamente baseado no serótipo 3.

Durante estes anos, tornou-se cada vez mais claro que a oncólise cria uma forte imunorresposta que é crucial nas respostas observadas (Cerullo et al. 2012; Liikanen et al. 2013; L. 2014). Assim, também criámos muitos vírus armados com moléculas imunoestimuladoras (Cerullo et al. 2012; Pesonen et al. 2012; Kanerva et al. 2013; Bramante et al. 2014). Parece que estas foram as escolhas corretas, como demonstrado pelas muitas respostas objectivas observadas em mais de metade dos quase trezentos doentes com cancro avançado tratados no programa de acesso a terapias avançadas (ATAP, discutido em materiais e métodos).

Apesar de o sipuleucel-T ter sido aprovado pela FDA em 2010 para o tratamento do cancro da próstata refratário às hormonas e de ter lançado luz sobre o campo quase esquecido da imunoterapia, e de a revista Science ter anunciado a imunoterapia como a descoberta do ano, os resultados mais surpreendentes que provavelmente conduzirão a mudanças nos esquemas de tratamento do cancro na maioria dos cancros ainda estavam para vir. Durante 2013-2015, as reuniões sobre cancro e imunoterapia do cancro mostraram um número crescente de relatórios verdadeiramente surpreendentes sobre um amplo espetro (SCCHN, NSCLC, gástrico, renal, bexiga, etc.) de tumores avançados que respondem aos tratamentos. Os anticorpos bloqueadores dos ligandos aCTLA4, PD-1 e PD-1, vulgarmente conhecidos como inibidores do ponto de controlo, foram aceites pela primeira vez para o tratamento do melanoma avançado, mas seguiram-se outras indicações (Redman et al. 2015). Simultaneamente, foram registados resultados surpreendentes nas terapias com células T: As células T CD19 CAR na leucemia linfática aguda (LLA) apresentaram taxas de resposta completa de 90%, enquanto os linfócitos infiltrantes de tumores (TIL) para o tratamento do melanoma avançado demonstraram, em múltiplos ensaios clínicos realizados em centros de todo o mundo, taxas de resposta clínica duradouras próximas de 50% ou mais (Turcotte e Rosenberg 2011; Wu et al. 2012). Por vezes, os resultados benéficos foram tão evidentes que foi concedida uma autorização temporária logo após um ensaio de fase inicial, enquanto que, normalmente, o desenvolvimento de um medicamento necessita de um ensaio de fase III positivo antes de poder ser aplicada a autorização de venda (comunicado de imprensa da FDA, FDA approves Opdivo for advanced melanoma, 22 de dezembro de 2014). Também em 2015, a FDA interrompeu dois ensaios de fase III de NSCLC que comparavam o docetaxel e o nivolumab (comunicado de imprensa da FDA de fevereiro de 2015 e abril de 2015) durante a análise intercalar por razões éticas, e todos os doentes continuaram com a imunoterapia. O domínio dos oncolíticos também teve boas notícias. Foi concluído um ensaio positivo com um vírus oncolítico denominado T-Vec (Kaufman e Bines 2010) e agora a FDA votou 22-1 a favor da aprovação, tornando o T-Vec provavelmente o primeiro agente oncolítico aprovado num país ocidental. Estas e outras publicações indicam a potência da imunoterapia. Ao contrário da maioria dos outros tratamentos para o cancro avançado, as respostas à imunoterapia parecem ser duradouras e, no caso de respostas completas, os doentes parecem frequentemente ficar curados (Figura 1).

Atualmente, o problema é que simplesmente ainda não sabemos quem tratar, quando tratar e como tratar. Parece que um dos principais problemas começa com o sistema de classificação. Os médicos baseiam-se principalmente na informação sobre o aspeto do tecido ao microscópio, se se espalhou para os tecidos vizinhos e em que parte do corpo está presente, de acordo com a imagiologia. Até agora, esta informação tem sido a mais importante na tomada de decisões sobre os cuidados oncológicos. No entanto, devemos recordar que o cancro é uma doença do genoma e que os genes são demasiado pequenos para serem vistos ao microscópio. Assim, no futuro, estaremos mais interessados em saber que mutações ou alterações epigenéticas estão presentes no cancro que estamos a tratar e/ou como este se protege de ser destruído pelo sistema imunitário. Quando estas questões puderem ser abordadas de forma adequada, o cancro poderá ser dominado.

Em 2007, estava longe de ser claro que a imunoterapia iria mudar o campo dos tratamentos do cancro. Para mim, isso tornou-se claro durante os meus estudos de doutoramento. Acredito que nos próximos anos este facto se tornará evidente para toda a comunidade médica e para os doentes que sofrem desta doença fatal.

Em suma, são necessárias formas mais inteligentes de detetar os cancros que necessitam de tratamento e são necessários melhores tratamentos para os que necessitam de ser tratados. As possíveis soluções são investigadas nesta tese de translação.

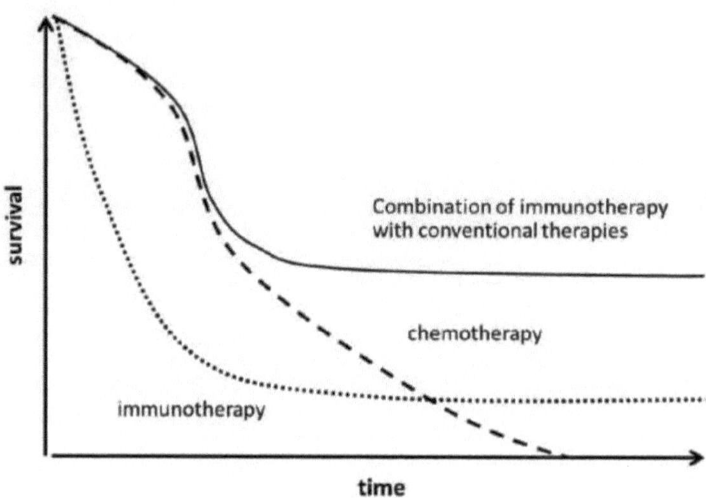

Figura 1. *Curvas de sobrevivência de doentes típicos com cancro avançado. Existem sobreviventes a longo prazo com a imunoterapia, um fenómeno que não é frequentemente observado em doentes com cancro avançado com outras modalidades de tratamento (Hemminki 2015).*

2. REVISÃO DA LITERATURA

1.   Cancro

1.1Classificação   do cancro

Hoje em dia, está bem estabelecido que os cancros surgem como resultado das numerosas alterações que ocorreram na sequência de ADN das células. No entanto, durante décadas, o cancro foi classificado de acordo com o local de origem, o grau e o estádio da doença.

Normalmente, é efectuada uma biopsia de um tumor suspeito e o local de origem e o grau são determinados através da análise histológica do tecido. O local de origem descreve o tipo de tecido em que as células cancerígenas começam a desenvolver-se, por exemplo, adenocarcinoma (tecido glandular), carcinoma (tecido epitelial), leucemia (células sanguíneas), linfoma (tecido linfático), mieloma (medula óssea), sarcoma (tecido conjuntivo), blastoma (tecido embrionário), etc. O grau da doença é determinado através da análise das células obtidas por biopsia ao microscópio. As células de grau 1 têm apenas anomalias ligeiras, enquanto as células de grau 4 são imaturas e indiferenciadas.

O estádio da doença, por outro lado, é determinado tipicamente de acordo com a imagiologia e/ou o tecido removido na cirurgia. O sistema de estadiamento mais utilizado é o sistema de metástases nos nódulos tumorais (TNM) (Sobin 2001) implementado há 60 anos. Este sistema classifica os cancros em função do seu tamanho (T0-T4), da quantidade de gânglios linfáticos positivos para o cancro (N0-N3) e da presença de metástases à distância (M0-M1). A maioria dos tumores comuns tem a sua própria classificação TNM. Outros parâmetros do sistema TNM incluem, por exemplo, os marcadores tumorais séricos (S0-S3) e a integralidade da operação (R0-R2). Normalmente, está presente um pequeno "p" que indica que o estádio é dado pelo exame patológico de uma peça cirúrgica em vez do exame clínico que é indicado por "c". Por exemplo, uma biopsia de um tumor da mama pode ser feita e classificada como adenocarcinoma da mama de grau I. Após a ressecção cirúrgica e a análise dos gânglios linfáticos, pode ainda ser classificada como: pequena (T1), cancro de baixo grau (G1), sem metástases (M0), sem disseminação para os gânglios linfáticos regionais (N0), cancro completamente removido (R0) e material de ressecção visto pelo patologista (p): pT1 pN0 M0 R0 G1. Este agrupamento de TNM seria considerado o estádio I. Geralmente, os tumores do estádio I podem ser curados por cirurgia, ao passo que os tumores de estádio IV, por exemplo, são inoperáveis.

Este sistema de classificação continua a ser a base do prognóstico, embora saibamos que o cancro tem origem em mutações, que hoje em dia podem ser sequenciadas com relativa facilidade. No entanto, atualmente, pouco se sabe sobre a relação entre as mutações e o prognóstico. Alguns receptores de superfície celular ou receptores hormonais podem ser analisados e, em alguns casos, podem ser utilizadas pequenas moléculas/anticorpos monoclonais/terapêutica hormonal (por exemplo, trastuzumab) para combater o cancro.

1.2 O cancro é uma doença do genoma

As variantes de sequência podem ser transmitidas através da linha germinal ou podem ser adquiridas durante a vida. As variantes da linha germinal estão presentes em todas as células de um indivíduo, enquanto as mutações adquiridas estão presentes apenas na descendência de uma célula mutada. Estima-se que as mutações somáticas adquiridas ocorrem a uma taxa de 10×10^{-7} divisão celular de uma forma mais ou menos aleatória (Araten et al. 2005). A espécie humana, bem como outros mamíferos, desenvolveram vários mecanismos de proteção contra estas mutações. As células têm formas de corrigir os genes mutados, ou, se essa correção não for possível, podem autodestruir-se por apoptose. As células normais têm também um tempo máximo para se multiplicarem por mitose. Após este limite, a célula entra em senescência e morre. A partir das células estaminais que se replicam sem pressa, surgem novas células replicantes. Por fim, também o sistema imunitário é eficaz na destruição de células anómalas.

Para que uma célula se torne cancerosa, tem de adquirir mutações específicas. As mutações aleatórias são observadas a todo o momento após a fertilização e o número destas mutações aumenta com o tempo. As mutações aleatórias que não são necessárias para a malignidade são designadas por mutações de passageiros, ao passo que as mutações que dão vantagem às células para se tornarem tumorais (ver Quadro 1 - Caraterísticas do cancro) são designadas por mutações impulsionadoras. Pensa-se que as mutações impulsionadoras são um pré-requisito para o crescimento de tumores malignos, enquanto as mutações de passageiros não o são. Atualmente, acredita-se que a grande maioria dos cancros surge quando ocorrem duas a oito alterações sequenciais (normalmente demora 20-30 anos) em genes com funções relevantes para o cancro. Até à data, são conhecidos cerca de 140 destes genes condutores (Vogelstein et al. 2013). No entanto, quando o cancro se desenvolve, a taxa de mutação cresce exponencialmente e diferentes partes do tumor tornam-se heterogéneas também no que diz respeito ao ADN. Assim, a descoberta das mutações críticas num doente e o seu tratamento com medicamentos é o principal objetivo da medicina personalizada. Curiosamente, estes ca. 140 genes de mutação funcionam através de uma dúzia de vias de sinalização (por exemplo, RAS, MAPK, PI3K) que regulam três processos celulares fundamentais: determinação do destino celular, sobrevivência celular e manutenção do genoma (Vogelstein et al. 2013). Cada tumor individual (mesmo do mesmo subtipo histopatológico) é distinto no que diz respeito às suas alterações genéticas, mas as vias afectadas são semelhantes. Também existe heterogeneidade genética entre as células tumorais do mesmo doente, o que afecta os resultados do tratamento (Vogelstein et al. 2013).

Dos genes do cancro conhecidos até à data, aproximadamente 90% têm mutações somáticas, 20% apresentam mutações na linha germinal e 10% ambas (Futreal et al. 2004). Estima-se que 5-10% de todos os cancros são hereditários, devido a mutações germinativas altamente penetrantes que causam síndromes de cancro hereditárias raras. Outros 15-20% dos cancros são conhecidos como "familiares", que podem ser definidos como cancros que se agrupam numa família com mais frequência do que o esperado (Nagy et al. 2004; Hemminki et al. 2008). É típico das mutações germinativas que os doentes tenham muitos casos de cancro na família e que os indivíduos possam ter até muitos cancros diferentes durante a sua vida.

Outra forma de classificar os genes do cancro é por função. Os genes que dão vantagem de crescimento quando mutados são chamados oncogenes, enquanto outros genes controlam o crescimento celular normal e são chamados genes supressores de tumor. Uma mutação num gene supressor de tumor leva a uma perda de função e a um comportamento mais descontrolado da célula.

Em 2000, Hanahan e Weinberg publicaram um artigo com o título Hallmarks of cancer, que se tornou o artigo mais citado da revista Cell (Hanahan e Weinberg 2000). Os autores sugeriram que a complexidade do cancro pode ser reduzida a um pequeno número de princípios subjacentes, as seis marcas que um tecido normal tem de cumprir para se tornar maligno. Em 2011, foram sugeridas quatro novas caraterísticas. Estas caraterísticas (Quadro 1) podem ser imaginadas como alvos na conceção de novos tratamentos contra o cancro. Os vírus oncolíticos utilizam muitas destas caraterísticas no seu mecanismo de ação (deleção do delta24/p53 defeituoso, atividade do promotor da hTERT/telomerase, a oncólise produz um sinal de perigo para o sistema imunitário/GM-CSF estimula-o ainda mais). Além disso, muitas destas caraterísticas estão ligadas ao sistema imunitário, o que sugere a imunoterapia e os vírus oncolíticos como potenciais modalidades de tratamento. Resumindo, o facto de uma célula se transformar em cancro não é uma tarefa fácil, mas sim uma longa viagem evolutiva.

Quadro 1

Caraterísticas do cancro	Tratamento sugerido
Evitar a destruição imunitária	Inibidores do ponto de controlo, terapia com células T, vírus oncolíticos, GM-CSF
Possibilitar a imortalidade replicativa	Inibição da telomerase, Myc, Stat3, NF-kappaB, Akt, IL-6
Inflamação promotora de tumores	Anti-inflamatórios selectivos
Ativação da invasão e metástase	Inibição de Stat3, NF-kappaB, IL-6, Src
Induzir a angiogénese	Inibição do VEGF
Instabilidade e mutação do genoma	Regulação positiva de p53
Resistir à morte celular	Inibição de Akt, NF-kappaB, Stat3, Bcl2
Desregulação da energia celular	Inibição do HIF1alfa
Sustentar a sinalização proliferativa	Inibição de Myc, Src, Akt, EGF, FGFbeeta, AR, ERalpha, Stat3, Her2/neu
Evitar os supressores de crescimento	Regulação positiva de p53

Modificado de (Hanahan e Weinberg 2000; Hanahan e Weinberg 2011)

2. Adenovírus

2.1 Estrutura do adenovírus

O adenovírus (Ad) é um **vírus de ADN** de cadeia dupla, não envelopado, com cerca de 90 nm de diâmetro. O ADN viral e as proteínas do núcleo associadas estão encerrados num capsídeo icosaédrico, com 20 faces triangulares. O capsídeo é constituído por 240 proteínas **hexon** e 12 proteínas **penton**. De cada um dos 12 vértices quíntuplos do capsídeo projecta-se uma **fibra** alongada. Na sua extremidade proximal, a fibra está ligada à base pentamérica do pentão e, na sua extremidade distal, forma um domínio globular em forma de botão (Figura 2). Regra geral, o botão da fibra funciona como o principal local de ligação aos receptores celulares, enquanto a base pentamérica está envolvida em interações secundárias que são necessárias para a entrada do vírus na célula, como se verá mais adiante.

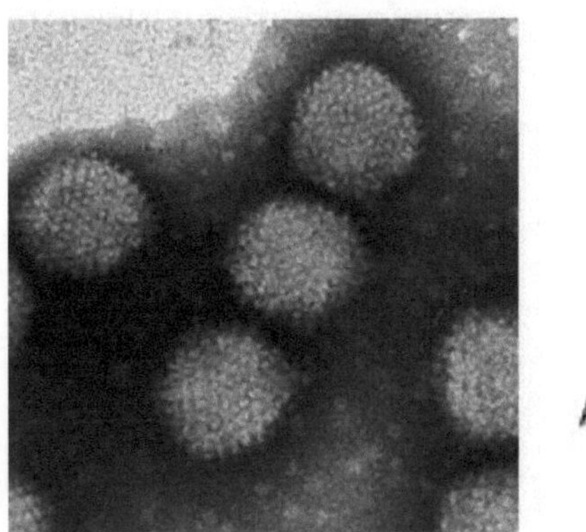
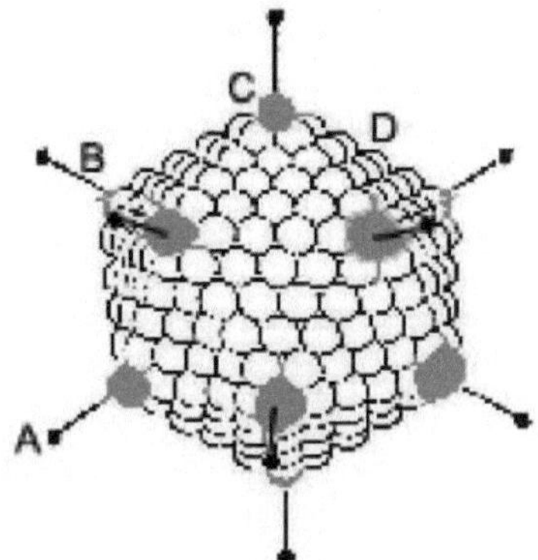

Figura 2. *À esquerda, imagem de microscópio eletrónico do nosso vírus Ad3-hTERT-E1A. O aspeto é semelhante ao do adenovírus de tipo selvagem do serótipo 3. Em contraste com o serotipo 5, tem eixos de fibras curtos, rectos e rígidos. À direita, um modelo de adenovírus mostrando um capsídeo icosaédrico com 20 faces triangulares, 12 vértices e 30 arestas. As principais proteínas do capsídeo são: A=fibra (botão), B=fibra (eixo), C=penton, D=hexon.*

2.2 Classificação dos adenovírus

Os Adenoviridae são um grande grupo de vírus presentes em muitas espécies. Podem ser divididos em cinco géneros: *Mastadenovírus* (todos os adenovírus humanos e alguns outros), *Aviadenovírus* (vários adenovírus de aves), *Atadenovírus* (vários outros vertebrados), *Siadenovírus* e *Ictadenovírus*.

Classicamente, foram identificados 51 serótipos humanos de Ad. No entanto, este facto está a ser debatido, uma vez que, por exemplo, a Virologia de Field (2007) afirma que o número é 57. A razão para esta diferença é discutida mais adiante. O padrão de ouro da serotipagem tem sido o teste de neutralização do vírus. Estes serótipos estão divididos em seis subgrupos (A a F) com base nas propriedades de hemaglutinação, na homologia do ADN, na oncogenicidade em roedores e na organização genómica (Lukashok e Horwitz 1998); o subgrupo B está ainda dividido em B1 e B2 devido a diferenças notórias óbvias nos padrões dos fragmentos de restrição e, em parte, no tropismo tecidular.

Serotipagem clássica

Partes das três proteínas do capsídeo (hexão, pentão e fibra) podem ser utilizadas como antigénios úteis para o diagnóstico. O principal epítopo específico do tipo consiste no loop1 e loop2 da proteína hexon e reage com anti-soros específicos do serótipo em testes de neutralização. A reprovação no **teste de neutralização (NT)** é uma questão comum mas não resolvida e, no caso de novos serótipos emergentes ou de mutações em serótipos antigos, é inútil. O epítopo determinante de gama da região do botão da fibra tem propriedades de hemaglutinação que podem ser utilizadas para **testes de inibição da hemaglutinação (HI)**. É preferido em muitos laboratórios por ser mais rápido e mais conveniente, mas, como desvantagem, não pode diferenciar todos os serótipos humanos devido a reacções cruzadas. Os adenovírus humanos têm uma capacidade de recombinação intra-espécie e também ocasionalmente interespécie, pelo que podem ser encontrados resultados contraditórios nos testes NT e HI a partir de isolados clínicos.

Futuro da serotipagem

Para resolver os problemas acima referidos e classificar os serótipos emergentes, são necessários novos métodos. Como a sequenciação está a tornar-se cada vez mais acessível, o futuro da classificação dos adenovírus passará da "serotipagem" para a "tipagem", o que significa que o teste de neutralização clássico será substituído por métodos baseados na sequenciação. A serotipagem já pode ser efectuada sequenciando apenas a região do loop2 do hexão, ao passo que devem ser gerados dados de sequenciação adicionais do loop1 do hexão e da sequência determinante de gama do botão de fibra para a identificação de novos isolados protótipos (Madisch et al. 2005).

Subgrupos

A divisão dos serótipos de adenovírus em subgrupos foi efectuada através das capacidades biológicas. Este facto tem sido problemático e, por exemplo, o grupo B foi dividido em B1 e B2. Grosso modo, os vírus do subgrupo B2 podem inibir totalmente a ligação dos vírus do subgrupo B1; no entanto, os vírus do subgrupo B1 só podem inibir parcialmente a ligação dos vírus do subgrupo B2 (Segerman et al. 2003). Alguns anos mais tarde, esta divisão foi posta em causa (Madisch et al. 2005). Ao analisar a sequência do hexão, verificou-se que o Ad3 e o Ad7 estão intimamente relacionados, mas outros membros do subgrupo B1 agruparam-se com os vírus B2. Ao analisar as sequências do botão de fibra (HVR1-HVR6), Madisch e colegas descobriram que o Ad3 e o Ad7 diferem principalmente no HVR5, enquanto outros vírus do grupo B (14, 34, 50, 11, 21, 35) têm diferenças noutros HVR. Estas análises sugerem que o Ad3 e o Ad7 são parentes próximos no que respeita às proteínas de superfície. Além disso, as relações filogénicas das sequências do botão de fibra do grupo B de Ad humano não coincidiram com as sequências do hexão, indicando recombinação intra-subespécies e intersubespécies na filogenia molecular da espécie B. Por outro lado, foi confirmada a estreita relação filogenética na espécie B assumida pelas reacções cruzadas HI entre Ad7, Ad11 e Ad14, e entre Ad34 e Ad35.

Pode encontrar-se uma correlação imperfeita entre o tropismo tecidular e o subgrupo; por exemplo, os vírus dos grupos B1, C e E causam principalmente infecções respiratórias; os vírus do grupo B2 infectam preferencialmente os rins e o trato urinário; sabe-se que os vírus do grupo F causam gastroenterite; e vários serótipos do grupo D estão associados a queratoconjuntivite epidémica.

Embora a maioria dos adenovírus oncolíticos se baseie no serotipo 5, queríamos gerar vírus baseados num serotipo cujos receptores primários são altamente expressos no cancro avançado. Os vírus do grupo B parecem ser esse tipo de vírus. Na literatura, os vírus do grupo B têm sido historicamente divididos em B1 e B2. Atualmente, foi também proposta outra divisão (I, II e III) de acordo com o recetor primário (Wang et al. 2011). Curiosamente, os vírus BII e BIII parecem produzir também partículas dodecaédricas (PtDds) com doze faces planas. Estes "capsídeos vazios mais pequenos" são produzidos várias vezes mais do que o vírus. Foi proposto que têm uma função importante na abertura de junções estreitas, permitindo a entrada do vírus e um melhor acesso a receptores como o CD46 e o Her2/neu.

No seu conjunto, os dados emergentes sugerem alterações à classificação clássica. Durante muito tempo, o teste de neutralização do vírus (VN) serviu como o método padrão de ouro para a tipagem de novos adenovírus. No entanto, este método requer o isolamento e a propagação bem sucedidos do vírus, bem como a disponibilidade de um painel completo de soros hiper-imunes contra todos os serótipos conhecidos (aprovados) (de Jong et al. 2008). No futuro, a sequenciação será mais utilizada para a classificação dos adenovírus. Os serótipos de adenovírus são apresentados no quadro 2.

Tabela 2. *Serotipos de adenovírus*

Grupo	Serotipo de adenovírus	Recetor primário principal	Expressão do recetor em cancros avançados	PtDds
A	12, 18, 31	CARRO	Baixa	
B	3, 7, 11, 14, 16, 21, 34, 35, 50, 55	CD46 / DSG-2	Elevado	
B1*	3, 7, 16, 21, 50		Elevado	
B2*	11, 14, 34, 35		Elevado	
I*	16, 21, 35, 50	CD46	Elevado	
II*	3, 7p, 14	DSG-2 (& CD46?)	Elevado	Sim
III*	para cima	CD46 (& DSG-2)	Elevado	Sim
C	1, 2, 5, 6, 57	CARRO	Baixa	

D	8, 9, 10, 13, 15, 17, 19, 20, 22, 23, 24, 25, 26, 27, 28, 29, 30, 32, 33, 36, 37, 38, 39, 42, 43, 44, 45, 46, 47, 48, 49, 51, 53, 54, 56	CAR, CD46	Baixa	*
E	4	CARRO	Baixa	
F	40, 41	CARRO	Baixa	
G	52			

** Os vírus do grupo B podem ainda ser divididos em B1 e B2 ou em I, II e III. Os vírus BII e BIII produzem partículas dodecaédricas (PtDds) que se propõe terem uma função importante na abertura de junções estreitas, permitindo a entrada do vírus e um melhor acesso a receptores como o CD46 e o Her2/neu (Wang et al. 2011).*

2.3 Receptores de adenovírus

Num manual de virologia padrão, em 1996, estava escrito que "a identidade do recetor celular do adenovírus permanece um mistério" (Shenk 1996). Desde então, foram identificados múltiplos receptores de adenovírus. Tanto quanto sabemos, até 2013, todos os ensaios clínicos de adenovírus oncolíticos concebidos racionalmente basearam-se no serótipo 5, que utiliza o recetor de coxsackie-adenovírus (CAR) como recetor de ligação primário. Em 2013, foi concluído um ensaio de fase I com o Oncos-102 (www.clinicaltrials.org). Este vírus é um adenovírus oncolítico do serotipo 5 com um botão de fibra do adenovírus do serotipo 3.

A entrada do adenovírus nas células, tal como definida por experiências com células em cultura, envolve a ligação a um **recetor primário**, seguida da interação com um **recetor secundário** responsável pela internalização. Pensa-se que a principal função do recetor primário é manter o virião próximo da superfície celular, permitindo a interação com o recetor secundário. Como se verá adiante, os adenovírus podem ser bastante flexíveis na utilização dos receptores primários.

Quando começámos a trabalhar com o serotipo 3 do adenovírus, a sequência deste vírus tinha sido publicada recentemente, em 2005, por dois grupos. O recetor primário não era conhecido nesta altura, mas os relatórios indicavam que estava abundantemente presente no cancro (Tuve et al. 2006). Entre outros, o CD46 foi proposto como o recetor primário, mas em 2011 uma publicação na Nature Medicine sugeriu a desmogleína-2 (DSG-2) como o recetor primário de alta afinidade (Wang et al. 2011).

Receptores primários

Os adenovírus são conhecidos pela sua capacidade de utilizar diferentes receptores. Se o recetor de avidez elevada não estiver presente, podem ser utilizados receptores de avidez inferior. Para encurtar a história: a maioria dos adenovírus utiliza o CAR como recetor primário, mas os adenovírus do grupo B não o fazem. O grupo B liga-se geralmente ao CD46, com exceção do Ad3, Ad7p e Ad14 que se ligam principalmente à Desmogleína-2. Os vírus do grupo B são interessantes no que diz respeito à terapia do cancro, uma vez que as células cancerosas parecem ser ricas em receptores aos quais se ligam (Tuve et al. 2006).

O **CAR** (coxsackie-adenovirus recetor) é o recetor de adenovírus mais estudado. Trata-se de uma proteína de 46 kDa que pertence a uma superfamília de imunoglobulinas e tem dois domínios extracelulares semelhantes a imunoglobulinas. O CAR é uma molécula de adesão celular encontrada principalmente na junção estreita de células epiteliais polarizadas (Cohen et al. 2001). A distribuição do CAR nos tecidos humanos não está bem definida, mas o seu ARNm está presente em vários órgãos (coração, cérebro, pâncreas, intestino (Tomko et al. 1997), pulmão, fígado e rim (Fechner et al. 1999). Foi demonstrado que alguns adenovírus (Ad12, Ad2, Ad5, Ad4, Ad41, Ad31, Ad9, Ad19) de todos os outros subgrupos (A, C, D, E, F), com exceção do subgrupo B, se ligam ao CAR (Roelvink et al. 1998). O CAR liga-se a um sítio na superfície exterior do botão da fibra trimérica (Roelvink et al. 1999). A ligação simultânea ao CAR e ao recetor secundário (integrina) impõe restrições geométricas às interações com o recetor. Assim, os vírus que se ligam ao CAR requerem fibras que sejam flexíveis (Wu et al. 2003) e longas (Shayakhmetov e Lieber 2000).

O **CD46** está presente em todas as células nucleadas. A sua principal função é proteger as células saudáveis (não infectadas) da degradação mediada pelo complemento. Assim, a sobreexpressão de CD46 é também uma forma de o cancro resistir à ativação do complemento (Yan et al. 2008). Antes de serem identificados quaisquer receptores específicos, observou-se que o Ad3 (grupo B) não competia pela ligação com os adenovírus 2 ou 5 (ambos do grupo C), sugerindo que se ligava a um recetor diferente. Em consonância com este facto, nenhum dos adenovírus do grupo B interagiu com o CAR. Nos últimos anos, descobriu-se que alguns vírus do grupo B se ligam ao CD46 (com alta ou baixa afinidade), enquanto outros se ligam ao DSG-2 (ver abaixo) e alguns a ambos. Também alguns vírus do grupo D se ligam ao CD46 com o seu eixo curto. É interessante notar que o CD46 funciona também como recetor de uma série de outros agentes patogénicos, incluindo o vírus do sarampo, Streptococcus pyogenes, vírus do herpes humano 6 e Neisseria spp. patogénica.

A DSG-2 (desmogeína-2) é também uma molécula de adesão celular, mas pertence à superfamília das caderinas. Dos adenovírus do grupo B, Ad3, Ad7, Ad11 e Ad14 utilizam DSG-2 como principal recetor celular, como demonstrado por experiências *in vitro*. Estes serotipos representam os principais agentes patogénicos humanos que causam infecções respiratórias e do trato urinário (Wang et al. 2011). Sabe-se que, durante a replicação do vírus, os vírus de ligação CAR e CD46 segregam proteínas de fibra para além dos vírus. No entanto, os vírus de ligação DSG-2 são únicos na sua capacidade de produzir e segregar partículas dodecaédricas que consistem em proteínas de base e de fibra de pentão, mas sem ADN (Wang et al. 2011). Estas partículas são mais pequenas do que o vírus e parecem ser capazes de conduzir as células epiteliais a um estado mesenquimal (transição epitelial para mesenquimal, EMT). É importante notar que a EMT mediada por Ad3 resulta num fenótipo mesenquimal que é mais permissivo ao adenovírus. Foi também demonstrado que a EMT devida aos dodecaedros Ad3 sensibiliza os tumores *in vitro* e *in vivo* para o trastuzumab (Herceptin, tem como alvo o Her2/neu) e o cetuximab (Erbitux). O mecanismo parece ser a abertura das junções estreitas (Wang et al. 2011; Lu et al. 2013).

O CD80 e o CD86 são membros da superfamília das imunoglobulinas, distantemente relacionados, que são expressos nas células apresentadoras de antigénios e são mais conhecidos pela sua importante função na ativação das células T. Os adenovírus do grupo B, incluindo o Ad3 (ou o vírus com um "knob" do Ad3), também entram nas células depois de se ligarem ao CD80 ou ao CD86. A transdução mediada por Ad3 de células dendríticas isoladas depende da interação com CD80 e CD86. Os vírus que podem ter como alvo receptores expressos em células dendríticas (incluindo CD80/86 e CD46) são interessantes do ponto de vista da imunoterapia (Short et al. 2004; Short et al. 2006). Sabe-se que o CD80/CD86 se liga ao recetor de células T CTLA-4 com uma elevada especificidade e ao antigénio CD28 com baixa especificidade. A interação do CD28 com o CD80/CD86 fornece um sinal co-estimulatório às células T, enquanto a interação com o CTLA-4 parece induzir tolerância periférica (Short et al. 2004; Short et al. 2006).

Foi relatado que o adenovírus interage com muitos outros receptores/moléculas do hospedeiro não mencionados acima. No entanto, os dados relativos a muitos dos seguintes são inconclusivos. Foi demonstrado que vários vírus do subgrupo D (adenovírus 37, 8 e 19a) infectam as células depois de se ligarem ao **ácido siálico**, um componente comum de hidratos de carbono das glicoproteínas e dos glicolípidos (Zhang e Bergelson 2005). Parece que o ácido siálico se liga a um local na parte superior do botão da fibra na maioria dos vírus do grupo D (se não em todos). Foi relatado que o domínio alfa-2 do **complexo principal de histocompatibilidade de classe I (MHC-I)** promove uma interação de alta afinidade com o Ad5 quando expresso numa linha celular humana deficiente em MHC (Hong et al. 1997), mas o mesmo não foi observado quando foram utilizadas células de hamster, pelo que o papel desta proteína na infeção por adenovírus permanece pouco claro. Também se demonstrou que o adenovírus do serótipo 5 se liga à **molécula de adesão celular vascular 1 (VCAM-1)**, que é expressa em células endoteliais activadas (Chu et al. 2001). A VCAM-1 tem uma expressão mais elevada no endotélio aterosclerótico do que no endotélio normal. Assim, foi sugerido que a infeção mediada por VCAM pode ser útil para a terapia genética da aterosclerose. **Os glicosaminoglicanos de sulfato de heparano (HS-GAGs)** são cadeias longas de hidratos de carbono fortemente sulfatadas. São abundantes na superfície externa das células, na matriz extracelular e no glicocálix celular. O glicosaminoglicano está frequentemente ligado a um núcleo proteico, formando um proteoglicano. Os HS-GAGs medeiam a ligação independente do CAR e a infeção por alguns adenovírus, por exemplo, os adenovírus 2 e 5. Aparentemente, os motivos básicos de aminoácidos permitem o reconhecimento proteico dos HS-GAG. Talvez o mais conhecido seja o motivo KKTK no eixo proximal da fibra. A modificação desta área altera significativamente o tropismo do Ad5 *in vivo* (Smith et al. 2003). Sabe-se que o **dipalmitoil fosfatidilcolina (DPPC)** interage com Ad5 hexon. É um componente do surfactante pulmonar. Os lipossomas de DPPC aumentam a absorção do vírus por um mecanismo independente do recetor. Não se sabe se a interação com o surfactante desempenha um papel na infeção por adenovírus *in vivo* (Balakireva et al. 2003).

Receptores secundários

Muitos serotipos de adenovírus apresentam um péptido Arg-Gly-Asp (RGD) no interior da proteína do capsídeo de base pentonal. Este funciona como um local de reconhecimento de várias **integrinas** celulares, membros de uma grande família de receptores de adesão heterodiméricos. As integrinas são constituídas por unidades alfa e beta e transduzem sinais para as células. Até à data, foram caracterizadas no ser humano 18 subunidades alfa e 8 subunidades beta de integrina. A sua distribuição nos seres humanos é descrita em pormenor por Beaulieu (Beaulieu 1999). Foi demonstrado que várias integrinas promovem a entrada do adenovírus *in vivo*. A ligação do vírus pode também depender da interação direta entre a base do pentão e uma integrina da superfície celular, sem necessidade de um recetor de fibra primário. A interação é largamente mediada pelo motivo RGD (Arnberg 2012). O envolvimento da base do penton pelas integrinas induz sinais que levam a importantes rearranjos no citoesqueleto de actina e ao início da internalização do vírus. A interação com as integrinas é também importante para a fuga do vírus do endossoma. É interessante notar que a mutação da sequência RGD de base pentonal retarda, mas não impede, a internalização e a infeção pelo vírus. Não é claro se isto sugere que a entrada ocorre por vias independentes da integrina ou se algumas interações do vírus com as integrinas são independentes do RGD. A internalização do vírus deficiente em RGD é mais rápida em células que expressam níveis elevados de receptores de fibras, sugerindo que o recrutamento de múltiplos receptores de fibras pode compensar a perda da interação penton-integrina (Zhang e Bergelson 2005).

Tropismo hepático

Um problema na administração intravenosa de adenovírus é o facto de uma grande proporção do vírus acabar no fígado (Arnberg 2012; Koski et al. 2013). Isto tem sido mais evidente com os vírus do serótipo 5 em ratinhos. Um dos principais problemas com esta abordagem é que as células dos ratinhos não são permissivas ao adenovírus humano. Assim, é bastante lógico que o fígado acabe por eliminar o vírus. O mecanismo pelo qual os hepatócitos são transduzidos foi estudado em grande detalhe, e parece que os factores de coagulação, as glicoproteínas da membrana celular contendo sulfato de heparina e as proteínas hexon/fibra do vírus parecem ser os principais componentes da interação. Na circulação sanguínea, o vírus parece ligar-se parcialmente ao recetor 1 do complemento, ao ácido siálico e ao CAR nos eritrócitos (Arnberg 2012). Não se sabe se estas são formas de o vírus evitar a eliminação ou de se esconder do sistema imunitário. Embora tenha sido relatada uma eficácia promissora com vírus oncolíticos com injecções intratumorais, a eficácia com abordagens intravenosas ainda não foi óptima (Koski et al. 2013). No entanto, os seres humanos parecem tolerar grandes doses de vírus intravenosos e os problemas hepáticos clinicamente relevantes são raros (Hemminki 2014).

2.4   Replicação de adenovírus

Tal como acima descrito, a entrada na célula envolve normalmente dois conjuntos de interações entre o vírus e a célula hospedeira - a ligação da fibra ao recetor primário e a ligação secundária da base de pentão às integrinas da célula. O vírus é então englobado pela célula numa vesícula revestida de clatrina e é transportado para os endossomas. Aqui, a acidificação resulta na desmontagem parcial do capsídeo e o virião alterado escapa para o citoplasma. É então transportado com a ajuda de microtúbulos para o complexo do poro nuclear, onde a partícula de adenovírus se desmonta. O dsDNA viral (35 000-37 000 pb, dependendo do serótipo) é libertado e entra no núcleo através do poro nuclear. Subsequentemente, o ADN associa-se a moléculas de histonas, permitindo a expressão do gene viral (Meier e Greber 2004; Wolfrum e Greber 2013).

O ciclo de vida do adenovírus é dividido pelo processo de replicação do ADN em duas fases: a fase inicial e a fase tardia. Os genes precoces são responsáveis pela expressão de proteínas reguladoras, principalmente não estruturais, que preparam a célula para a produção do vírus. Os genes precoces têm três objectivos principais: 1) ativar a expressão de proteínas do hospedeiro necessárias para a síntese de ADN (conduzindo a célula para a fase de simulação S1), 2) ativar outros genes do vírus, como a ADN polimerase codificada pelo vírus, e 3) evitar que a célula infetada sofra uma morte prematura devido às defesas imunitárias do hospedeiro (bloqueio da atividade interferão e apoptótica, e bloqueio da translocação e expressão do MHC classe I). A replicação do ADN separa as fases inicial e tardia. Uma proteína terminal é primeiramente ligada à extremidade 5' do genoma do adenovírus; isto actua como um iniciador para a replicação. A polimerase do ADN viral utiliza então um mecanismo de deslocamento da cadeia para replicar o genoma. As proteínas da fase tardia concentram-se na produção de um número adequado de proteínas estruturais para empacotar o ADN produzido. Por fim, o ADN do vírus é montado nos invólucros proteicos e libertado das células como resultado da lise celular. Uma célula pode produzir milhares de vírus que continuam a infetar quando a célula é lisada. O ciclo de replicação típico de muitos adenovírus demora 24-48 horas (Jogler et al. 2006).

3. Tratamento do cancro, história e futuro

3.1 Tratamento padrão atual do cancro

Durante décadas, o tratamento do cancro foi dividido em cirurgia, radioterapia e tratamento médico (Figura 3).

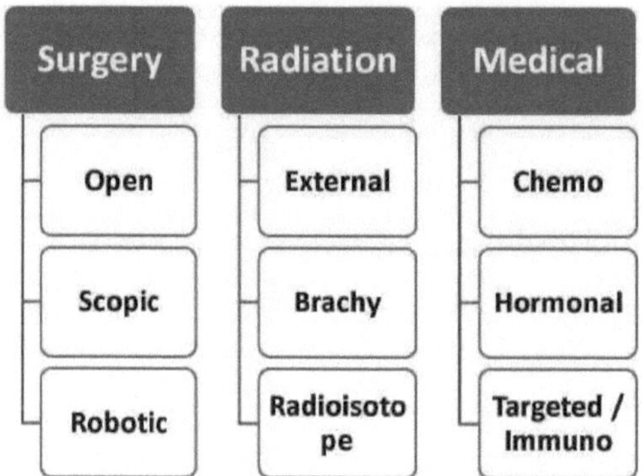

Figura 3. *Opções de tratamento do cancro. A presente tese centra-se na terapia direcionada para tratamentos imunológicos com adenovírus oncolíticos.*

Apesar de todos estes factores terem evoluído ao longo dos anos, a sobrevivência do cancro avançado não sofreu alterações consideráveis. Ainda hoje, os cancros agressivos que não podem ser totalmente removidos por cirurgia ou eficazmente irradiados conduzem frequentemente à morte. Ao mesmo tempo, a sensibilização geral para alguns cancros (por exemplo, o da próstata) leva ao diagnóstico de formas de cancro menos agressivas que podem não reduzir a esperança de vida (Lin et al. 2008). De acordo com os dados da autópsia, a maioria dos homens idosos tem tecido maligno na próstata, embora não haja manifestações clínicas. Geralmente, os tratamentos médicos, tais como diferentes tipos de quimioterapia e tratamentos hormonais, podem abrandar a progressão da doença. No entanto, devido aos diferentes subtipos de cancro e às constantes mutações, os cancros tendem a recidivar. Além disso, os efeitos adversos relacionados com os tratamentos tendem a ser graves. Assim, existe uma grande necessidade de melhores terapias.

Cirurgia

Uma das mais antigas descrições conhecidas do tratamento cirúrgico do cancro remonta a cerca de 1600 a.C. no Egito, onde as úlceras da mama eram tratadas por cauterização com uma ferramenta chamada "broca de fogo". Embora os pequenos tumores superficiais fossem tratados de forma muito semelhante à atual, foram feitos grandes avanços. Uma das forças motrizes foi a invenção da anestesia em 1846. Depois disso, os cirurgiões podiam operar tumores inteiros juntamente com os gânglios linfáticos (Sudhakar 2009). A cirurgia aberta é frequentemente considerada como o padrão de ouro para o tratamento do cancro.

A cirurgia laparoscópica foi efectuada pela primeira vez em 1901 na cavidade abdominal de mulheres grávidas. Depois disso, os procedimentos laparoscópicos foram efectuados principalmente para fins de diagnóstico. Na década de 1980, foi efectuada a colecistectomia laparoscópica em seres humanos, após um rápido avanço com vários procedimentos operatórios na década de 1990. Embora algumas operações possam ser mais fáceis de realizar por via laparoscópica, a principal vantagem é a técnica minimamente invasiva, que proporciona um mínimo de dor, uma baixa taxa de aderências, uma baixa taxa de hérnias, uma estadia curta no hospital e um regresso mais rápido às actividades. Atualmente, a cirurgia laparoscópica é utilizada com frequência na maioria dos hospitais.

A cirurgia robótica tem avançado nos últimos anos. Oferece algumas vantagens, como maior ampliação, maior precisão, filtragem de tremores e ergonomia. Oferece também acesso a locais "ao virar da esquina", locais de difícil acesso com a cirurgia convencional, como por exemplo a remoção da próstata. Assim, atualmente, é utilizada sobretudo em urologia e ginecologia. Os problemas da cirurgia robótica incluem o preço elevado e o longo tempo de preparação para a cirurgia. Uma desvantagem da cirurgia robótica é também a perda da "sensação do tecido".

Radioterapia

A radioterapia é a utilização de radiações ionizantes para matar as células cancerosas e reduzir os tumores. A radioterapia pode ser curativa se o tumor estiver localizado num único local do corpo. Pode ser utilizada após a cirurgia como terapia adjuvante para prevenir a recorrência do tumor (por exemplo, após a ressecção de um pequeno cancro da mama). Pode ser adquirida sinergia com a quimioterapia ou outros tratamentos médicos, pelo que é frequentemente utilizada antes, durante e após a quimioterapia em cancros susceptíveis. Nalguns casos, a radioterapia pode ser utilizada como tratamento paliativo para aliviar a dor ou para tentar controlar a doença localmente. O mecanismo de ação baseia-se na capacidade da radiação ionizante de danificar o ADN, provocando a morte celular. Os danos podem ser diretos ou indirectos. A ionização indireta ocorre como resultado da ionização da água, formando radicais livres, nomeadamente radicais hidroxilo, que danificam o ADN. Os danos diretos no ADN podem ser causados por fotões ou por partículas carregadas (protões ou iões de carbono). Na terapia com fotões, a maior parte do efeito é indireto através dos radicais livres, enquanto o efeito das partículas carregadas é mais direto. Nas células normais, o ADN danificado é normalmente reparado, mas no cancro estes mecanismos estão geralmente alterados, o que leva à acumulação de danos no ADN e à diminuição da sobrevivência destas células e da sua descendência. Embora alguns tipos de cancro sejam considerados resistentes à radiação (por exemplo, o melanoma e o cancro do rim), a maioria é considerada suscetível. Para poupar os tecidos normais, a radiação é atualmente dirigida a partir de vários ângulos que se intersectam no tumor. Desta forma, o tumor recebe doses absorvidas muito maiores do que o tecido circundante. Os campos de radiação podem também incluir os gânglios linfáticos de drenagem. Os doentes são normalmente marcados com tatuagens e são utilizados lasers para confirmar a posição exacta do doente. Por vezes, a radiação é sincronizada com a respiração para evitar danos nos tecidos circundantes. Normalmente, é utilizado o fracionamento num plano de tratamento por radiação. Neste caso, a radiação é efectuada de modo a que os doentes recebam pequenas quantidades, por exemplo, 1,8-2 gray (Gy) de radiação, todos os dias da semana durante algumas semanas. Desta forma, as células normais têm tempo para recuperar e também as células cancerígenas que se encontravam numa fase resistente (ciclo celular, hipoxia, etc.) num determinado momento podem ser afectadas. As doses totais na terapia com fotões variam, mas normalmente são utilizadas cerca de 60-80 Gy para tumores sólidos em planos curativos e 45-60 Gy em terapia adjuvante. Na radiação de braquiterapia, a fonte, que normalmente emite partículas carregadas, é colocada dentro ou junto da área a tratar. Desta forma, pode ser administrada localmente uma dose elevada, minimizando os danos nos tecidos circundantes. A braquiterapia é normalmente utilizada no cancro da próstata, do colo do útero, da mama e da pele. Um curso de braquiterapia pode normalmente ser concluído em menos tempo do que outras técnicas de radiação.

Tratamentos médicos

Há algumas décadas, o tratamento médico do cancro era sinónimo de quimioterapia. Atualmente, porém, o tratamento médico pode ser dividido em quimioterapia, terapia hormonal e terapia imunológica/alvo, como mostra a Figura 4.

A quimioterapia tem sido amplamente utilizada desde a década de 1940 e actua matando as células que se dividem rapidamente. Embora esta seja uma propriedade conhecida das células cancerosas, também as células normais que se dividem rapidamente, como as células da medula óssea, do aparelho digestivo e dos folículos pilosos, sofrem danos colaterais. Esta situação conduz a efeitos secundários comuns e por vezes letais: mielossupressão (baixo número de células sanguíneas), imunossupressão, mucosite (inflamação da mucosa do trato digestivo) e alopesia (queda de cabelo). A quimioterapia pode ser utilizada como quimioterapia de agente único (um medicamento de cada vez) ou como terapêutica combinada (vários medicamentos de uma só vez). Pode ser combinada com radiação (quimio-radioterapia) ou, por vezes, é utilizada luz para converter o agente inativo em quimioterápico ativo (foto-quimioterapia ou terapia fotodinâmica). A terapia hormonal, primeiro sob a forma de privação de androgénio para o tratamento do cancro da próstata, começou a suscitar interesse como tratamento do cancro já na década de 1940 (Crawford 2004).

Atualmente, estão a entrar na clínica novas modalidades de tratamento orientado. Existem mais de dez anticorpos monoclonais que podem ser utilizados para tratar diferentes tipos de cancro. Foram também introduzidas várias modalidades de tratamento baseadas na imunoterapia. A imunoterapia resultou em avanços que não se registavam há décadas. Estes avanços serão abordados mais pormenorizadamente nos capítulos 3.5 - 3.7.

3.2 História dos tratamentos do cancro com vírus

[th]O final do século XIX é tradicionalmente considerado como o início da medicina moderna. Também na terapia do cancro foram introduzidas novas modalidades de tratamento, antes das quais a única terapia do cancro era predominantemente a excisão do tumor por cirurgia. A anestesia estava a tornar-se acessível, mas a cirurgia era ainda muito rudimentar. Os tumores superficiais e fáceis de operar podiam ser removidos, mas as recidivas eram comuns. Como quimioterapia

primitiva, utilizava-se óleo de castrol e arsénico. Em 1895, a radioterapia foi descoberta e rapidamente adaptada ao tratamento do cancro. Apesar destes progressos, o cancro raramente era curado. No entanto, já nessa altura se observava ocasionalmente que os doentes com cancro que contactavam com uma doença infecciosa passavam por breves períodos de remissão clínica. No final do século XIX, William Coley, um oncologista cirúrgico, desenvolveu uma mistura de bactérias para o tratamento do cancro (Coley 1891; Nauts et al. 1946). Alguns anos mais tarde, os vírus foram "descobertos" como agentes que podiam passar através de filtros que as bactérias não conseguiam passar (Kelly e Russell 2007). O ensaio em placa foi descoberto em 1915, dando algumas pistas sobre a natureza dos vírus. Desde a década de 1920, os vírus têm sido utilizados para a oncólise (Sinkovics e Horvath 1993). Os primeiros relatos de microscopia eletrónica datam de 1939, dando início a um período de melhor compreensão. Dez anos mais tarde, a cultura de células como método de propagação de vírus estava a tornar-se possível e muitos vírus demonstraram ter um efeito sobre os tumores em modelos de roedores. Depois disso, os vírus em geral e os adenovírus em particular foram estudados com uma intensidade excessiva, o que fez com que a sua biologia fosse agora mais bem compreendida do que a maioria dos outros organismos na natureza (Hemminki 2014).

Nos últimos 150 anos, tem havido um fluxo constante de relatos de casos que descrevem a regressão tumoral de doentes após infecções virais naturais (por exemplo, varicela, sarampo, gripe, hepatite, febre glandular). Os relatórios descrevem respostas raras, mas por vezes dramáticas, em doentes com cancro que recuperam de doenças virais (Kelly e Russell 2007; Eager e Nemunaitis 2011). A maioria das observações é de doentes que sofrem de linfoma ou leucemia, conhecidos por estarem associados a uma imunossupressão substancial. Até há pouco tempo, estes eram também os tumores mais fáceis de diagnosticar e, basicamente, os únicos tumores em que os efeitos do tratamento podiam ser medidos. Assim, é provável que estes tumores estejam artificialmente sobre-representados nos relatos de casos históricos. Normalmente, estes doentes que responderam eram jovens e as remissões foram de curta duração, durando um ou dois meses (Toth e Wold 2010). Estas observações podem ser interpretadas no sentido de que, nas condições corretas, certos vírus podem destruir os tumores sem causar danos ao doente, mas na doença avançada a resistência pode desenvolver-se rapidamente.

Com base em observações clínicas, foram selecionados para investigação clínica vários vírus com baixa patogenicidade para os tecidos normais e elevada capacidade oncolítica (Eager e Nemunaitis 2011). As primeiras tentativas de tratar doentes com cancro com vírus datam de há cem anos. Nessa altura, o vírus era recolhido a partir de espécimes heterogéneos e impuros de diferentes plantas, seres humanos ou animais. Durante a primeira metade do século XX, pouco se sabia sobre a natureza biológica dos vírus, mas mesmo assim muitos vírus foram utilizados para tratar doentes com cancro. O sucesso e os efeitos secundários do tratamento variavam, e a pureza, a quantidade e as normas científicas eram diferentes das actuais.

O interesse neste domínio tem oscilado, atingindo um pico inicial nas décadas de 1950 e 1960, quando os ensaios clínicos se tornaram mais comuns e muitos vírus de tipo selvagem diferentes (por exemplo, hepatite, Epstein-Barr, Nilo Ocidental, Uganda, dengue, yellow fewer) foram utilizados para tratar diferentes cancros. A replicação intratumoral do vírus foi frequentemente confirmada, mas foram raras as respostas claras de cura ou de aumento da sobrevivência. Após centenas de séries de doentes com diferentes tipos de cancro (*por exemplo*, com o vírus Egypt 101, um tipo de vírus do Nilo Ocidental, mais de 150 "ensaios" contra diferentes tipos de cancro (Southam e Moore 1952)) com diferentes vírus de tipo selvagem, tornou-se claro que a maioria dos vírus de tipo selvagem não tinha eficácia ou segurança.

Alguns dos resultados mais promissores e com efeitos secundários aceitáveis, já nessa altura, estavam associados ao vírus adenoidal-faríngeo-conjuntival (APC) (Huebner et al. 1955; Huebner et al. 1956; Georgiades et al. 1959; Zielinski e Jordan 1969), atualmente conhecido como adenovírus. Em 1956, por exemplo, 30 mulheres com carcinoma epidermoide avançado do colo do útero foram tratadas com adenovírus. O vírus foi administrado por via intra-arterial, intravenosa ou intratumoral. Em dez dias, em dois terços dos casos, observou-se necrose e, o que é mais notável, esta parecia restringir-se ao tecido canceroso. Não foram registados problemas de segurança na utilização deste vírus de tipo selvagem. Nas décadas de 1970 e 1980, os aspectos regulamentares dos ensaios clínicos com agentes patogénicos vivos tornaram-se mais rigorosos. Mais importante ainda, o arsenal de medicamentos baseados na química estava a expandir-se exponencialmente, resultando na crença de que o cancro seria curado em breve (Hemminki 2015). Assim, parecia haver pouca necessidade de substâncias difíceis de manusear e complicadas de produzir, o que pode ser uma das razões pelas quais o campo foi quase abandonado. Nas últimas duas décadas, os vírus oncolíticos voltaram a ganhar um interesse crescente, uma vez que os avanços na biologia molecular, biologia tumoral, imunologia e virologia parecem sugerir que os vírus oncolíticos podem ser um recurso inexplorado na terapia do cancro. É provável que a primeira aprovação de comercialização de um vírus oncolítico nos países ocidentais seja concedida no final de 2015, uma vez que a FDA votou 22-1 a favor da aprovação do T-Vec (abordado mais adiante no capítulo 3.5).

3.3   *Adenovírus modificados geneticamente na terapia do cancro*

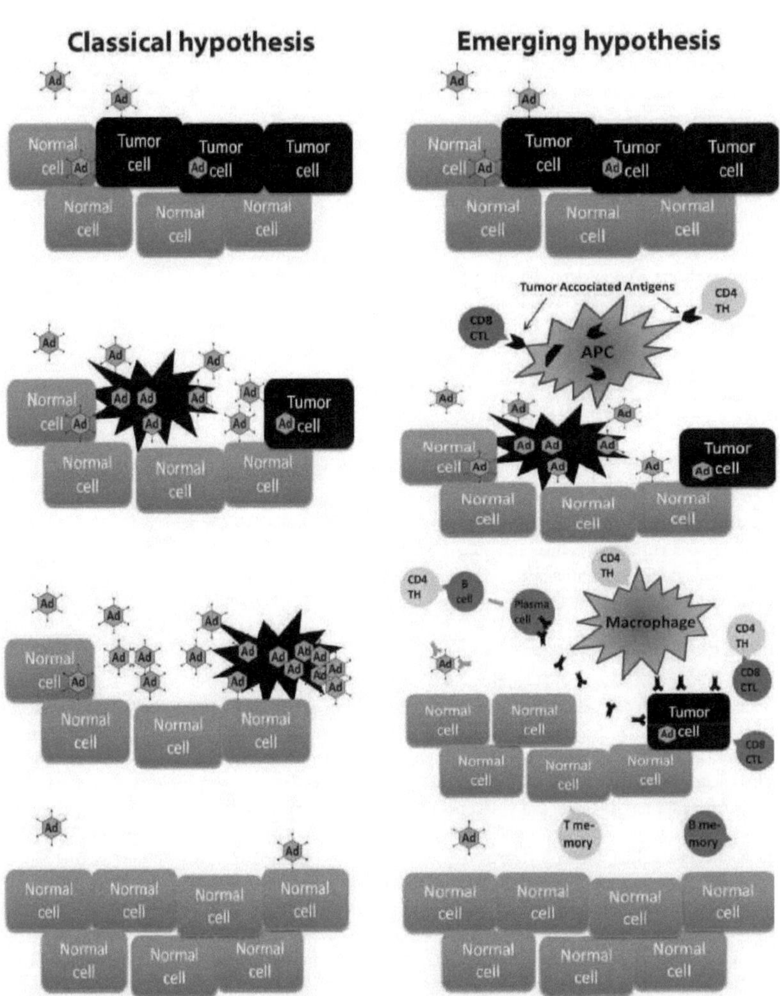

Figura 4. ***Painel esquerdo. Hipótese clássica da função do vírus oncolítico nos doentes.*** *Os vírus oncolíticos atingem o tumor por injeção direta ou pela corrente sanguínea. Infectam as células tumorais e começam a replicar-se. A oncólise de uma célula tumoral provoca a libertação de milhões de novos viriões. Os novos viriões espalham-se para as células tumorais vizinhas e para metástases distantes através da corrente sanguínea. Eventualmente, todo o tumor é destruído. **Painel da direita. Hipótese emergente da função do vírus oncolítico imunoestimulador nos doentes.** Os vírus oncolíticos atingem o tumor por injeção direta ou pela corrente sanguínea. Infectam as células tumorais e começam a replicar-se. A oncólise das células tumorais provoca uma inflamação que ativa as células apresentadoras de antigénios (APC) para fagocitar os restos de células tumorais lisadas. As APC apresentam os antigénios associados ao tumor aos linfócitos T citotóxicos (CTL) e às células T Helper (TH). Nem todas as células tumorais são lisadas pelos adenovírus, uma vez que a sua replicação e disseminação são inibidas pelo sistema imunitário e por outros mecanismos. As células TH estimuladas pela APC activam as células B, os macrófagos e os CTL. As células B activadas produzem anticorpos contra o tumor, enquanto os macrófagos e os CTL têm uma atividade antitumoral direta. Durante este processo complexo, são também cruciais várias citocinas imunomoduladoras, co-receptores e células (não mostrados para maior clareza). Após a destruição do tumor, são geradas células T-memórias e B-memórias como sinal de imunidade anti-tumoral (Hemminki 2014).*

Os adenovírus têm várias vantagens na terapia do cancro:

1) Os adenovírus são naturalmente oncolíticos até certo ponto.

2) Segurança: mesmo o adenovírus replicante de tipo selvagem é considerado seguro em vários ensaios em seres humanos. Atualmente, foram realizados mais de 400 ensaios clínicos com adenovírus (Ginn et al. 2013). Ao longo dos anos, foram administradas grandes doses de adenovírus de tipo selvagem ou modificado a doentes ou voluntários, incluindo estratégias de injeção múltiplas, o que sugere segurança. Da mesma forma, com o aumento da experiência clínica, a disseminação do vírus ou as infecções latentes não têm sido uma preocupação (Hemminki 2012).

3) Os adenovírus foram examinados em grande pormenor. A sua replicação e o seu efeito nas células hospedeiras, bem como o efeito no sistema imunitário do hospedeiro, foram relatados em milhares de publicações. O adenovírus tem sido utilizado como organismo modelo para estudar a replicação do ADN, a apoptose, a transformação oncogénica e o processamento do ARNm. A biologia das infecções naturais por adenovírus em seres humanos também é razoavelmente bem compreendida (Toth e Wold 2010).

4) O adenovírus pode ser facilmente produzido em grandes quantidades.

5) O genoma é fácil de manipular e é geneticamente estável.

Adenovírus de primeira geração, com deficiência de replicação

A primeira aplicação dos adenovírus na terapia genética do cancro foi a sua utilização como vectores com deficiência de replicação (Toth et al. 2010) para transferir transgenes específicos para as células malignas. Verificou-se que esta é uma das formas mais eficientes de expressar transgénios em comparação com qualquer outro vetor viral ou não viral. O adenovírus pode transduzir uma grande variedade de células, tanto replicantes (como as células cancerosas) como não replicantes (por exemplo, tecidos normais e células estaminais cancerosas). A expressão do transgene foi, no entanto, considerada transitória e frequentemente insuficiente para gerar um efeito terapêutico significativo (Toth et al. 2010). Assim, havia necessidade de vectores mais potentes para tratar o cancro.

Adenovírus oncolíticos de segunda geração

Uma vez que a transdução tumoral foi reconhecida como o obstáculo crítico à terapia genética do cancro, a plataforma oncolítica ganhou popularidade devido à sua capacidade de amplificação e penetração intratumoral. Por razões de segurança, os vírus oncolíticos são modificados (ou biologicamente selecionados) de modo a replicarem e lisarem preferencialmente as células cancerígenas (Toth et al. 2010). Em teoria, o vírus replicar-se-ia e lisaria as células tumorais e os viriões descendentes encontrariam novos hospedeiros de células cancerosas até não restar qualquer tumor (ver figura 4, painel da esquerda). Há várias formas de tornar um vírus oncolítico: 1) Eliminar partes do genoma viral (por exemplo, deleção de 24 pb no E1A) que são responsáveis pela libertação do E2F. Para a replicação do vírus em células normais, o E2F é necessário para conduzir a célula à fase S. Isto não é necessário em células tumorais defeituosas. Isto não é necessário em células tumorais com defeito na via Rb/p16, incluindo a maioria, se não todos, os tumores. 2) Substituir os promotores essenciais do vírus por promotores activos principalmente nas células tumorais (por exemplo, hTERT, E2F1). 3) Remover os genes virais que impedem a apoptose prematura das células infectadas, uma vez que estes genes já estão normalmente inactivos nas células cancerosas. Os adenovírus oncolíticos revelam uma morte celular geralmente eficaz *in vitro* e uma boa potência *in vivo*. Em doentes com cancro, mostraram alguns sinais de eficácia, mas as curas completas são raras (Hemminki et al. 2012).

Adenovírus de terceira geração, oncolíticos e armados

Uma vez que a tolerabilidade e a segurança dos adenovírus oncolíticos parecem ser boas em comparação com os tratamentos tradicionais contra o cancro em casos de cancro avançado, mas a eficácia deixou margem para melhorias, tornou-se evidente a necessidade de vírus mais eficazes. A nível mundial, os cientistas desenvolveram várias abordagens para equipar os vírus com transgénios anticancerígenos. Mais frequentemente, estes transgenes foram inseridos na região E1 ou numa região E3 eliminada do vírus. Uma variante apelativa desta última estratégia consiste em colocar o transgene sob o promotor nativo do vírus E3, resultando na produção de transgene na fase inicial ou tardia da replicação do Ad, tal como definido pelo splicing alternativo desta área (Jin et al. 2005). Com esta abordagem, a maior parte do gene E3 pode ser mantida, o que pode ser interessante do ponto de vista dos aspectos imunológicos, da oncólise óptima e da propagação do vírus. Em alternativa, os transgenes podem ser colocados sob promotores específicos do cancro (por exemplo, E2F, hTERT), um promotor constitutivo forte (por exemplo, CMV, ativo na maioria das células) ou alguns promotores estranhos induzíveis (por exemplo, tetraciclina). As várias moléculas terapêuticas podem ser agrupadas por função, tal como se indica de seguida. Enquanto muitas delas visam potenciar a abordagem clássica (morte celular direta), os vírus armados imunomoduladores visam desencadear a imunidade anti-tumoral.

Adenovírus oncolíticos imunomoduladores. Evitar o sistema imunitário é uma das tarefas cruciais que o cancro tem de realizar antes de poder prosperar (Hanahan e Weinberg 2011). Embora o sistema imunitário desempenhe um papel importante na eliminação das células cancerosas, também ajuda a selecionar as células cancerosas mais adequadas para sobreviver e ajuda a estabelecer condições no microambiente tumoral que facilitam o crescimento do tumor (Schreiber et al. 2011). Neste processo de imunoedição, as células cancerosas utilizam múltiplos mecanismos. Por exemplo, segregam citocinas imunossupressoras, regulam negativamente as moléculas de histocompatibilidade principal de classe I, expressam o ligando Fas para matar linfócitos citotóxicos reactivos e recrutam células T reguladoras. Assim, no cancro avançado, o microambiente tumoral é altamente imunossupressor e não é afetado pelo sistema imunitário, embora o tumor apresente antigénios associados ao tumor reconhecidos como não próprios (de Souza e Bonorino 2009). Nos últimos anos, há cada vez mais evidências de que armar adenovírus oncolíticos com moléculas imunomoduladoras ajuda a quebrar a tolerância adquirida pelo tumor (Cerullo et al. 2010). Parece que a infeção e a morte celular imunológica desencadeiam uma forte resposta imunitária inflamatória - "um sinal de perigo" - que pode ultrapassar a imunossupressão (ver figura 4, painel da direita). As moléculas imunomoduladoras podem aumentar ainda mais a reação imunitária anti-tumoral.

Atualmente, o fator estimulador de colónias de granulócitos e macrófagos (GMCSF) parece ser uma das citocinas mais promissoras. A título de exemplo, o Ad5-D24-GMCSF (adenovírus oncolítico baseado no serótipo 5 Ad que codifica o GMCSF) foi utilizado para tratar hamsters sírios imunocompetentes com cancro do pâncreas subcutâneo de hamster. Os tumores foram erradicados e a imunidade antitumoral aumentou, uma vez que estes hamsters não desenvolveram novos tumores pancreáticos mesmo após novas injecções de células cancerígenas (Cerullo et al. 2010). Mais tarde, este vírus foi administrado a doentes no âmbito do programa ATAP (descrito nos materiais e métodos), demonstrando boa segurança e resultados promissores.

Outra molécula imunoestimuladora armada com vírus oncolíticos utilizados em doentes codifica para CD40L (Pesonen et al. 2012). Os vírus imunomoduladores com dados promissores *in vitro* e *in vivo* incluem os seguintes: aCTLA-4 para ativar as células T citotóxicas (Dias et al. 2011), interferão alfa (Shashkova et al. 2008), beta (He et al. 2008) e gama (Su et al. 2006) para induzir um efeito pró-inflamatório, RANTES para recrutar células imunológicas (Lapteva et al. 2009), IL-24, IL-12 e B7-1 para melhorar a resposta imunitária (Lee et al. 2006; Liu et al. 2012) e ligando Fas, IL-27 e chaperona hsp70 para auxiliar a apresentação de antigénios (Haviv et al. 2001; Tagawa et al. 2006). Embora muitos destes agentes ainda estejam à espera de ser testados na clínica, o aCTLA-4 como anticorpo monoclonal (ipilimumab) foi aprovado pela FDA para o tratamento do melanoma de estádio III ou IV não ressecável (Hodi et al. 2010).

Adenovírus que produzem enzimas de conversão de pró-fármacos. Estes vírus produzem enzimas (timidina quinase, citosina desaminase, nitroredutase) (Freytag et al. 1998; Chen et al. 2004) que convertem os pró-fármacos não tóxicos em formas activas. Desta forma, a atividade oncolítica é reforçada por um efeito secundário causado pelo produto tóxico quando o pró-fármaco administrado por via sistémica é administrado. A timidina quinase tem sido de especial interesse, uma vez que o seu efeito também pode ser observado em PET ou SPECT (Barton et al. 2008). O momento da administração do pró-fármaco é fundamental, uma vez que, normalmente, também destrói o vírus e põe termo ao tratamento. Este "gene suicida" pode também ser considerado como um procedimento de segurança. O Ad5-CD/Tkrep é o primeiro deste grupo que foi testado em seres humanos (Freytag et al. 2002) e está a ser avaliado num ensaio aleatório de fase 3 no tratamento de primeira linha do cancro da próstata em combinação com radioterapia (Lu et al. 2011).

Propagação do vetor que potencia os adenovírus oncolíticos. Os tumores clínicos são complexos e, em especial, as zonas estromais do tumor colocam vários obstáculos a uma penetração eficaz do vírus. Para tornar o microambiente tumoral mais permeável aos adenovírus, foi criado um adenovírus produtor de relaxina. A relaxina aumenta a produção de certas metaloproteases da matriz e diminui a produção de colagénio, ajudando assim a propagação do vírus (Ganesh et al. 2007). Também foram produzidos adenovírus que exprimem ADP (Barton et al. 2006) ou adenovírus sem o gene E3 gp19k (Gros et al. 2008). Demonstrou-se que estes aceleravam a libertação do vírus das células *in vitro* e *in vivo*. Uma experiência interessante envolveu uma proteína fusiogénica de um vírus com envelope, que fez com que a célula infetada se fundisse com as células vizinhas (Galanis et al. 2001).

Adenovírus oncolíticos produtores de efeitos anti-tumorais diretos. Foram produzidos muitos adenovírus oncolíticos que codificam genes indutores de apoptose, como o TRAIL (Liu et al. 2012), o TNF-alfa e o ligando Fas (Tagawa et al. 2006). A proteína segregada pode matar células não infectadas, causando um efeito de espetador, mas isto pode impedir a propagação do vírus.

Adenovírus oncolíticos anti-angiogénicos. A neo-vasculatura tumoral é uma caraterística distintiva do cancro (Hanahan e Weinberg 2011). Os adenovírus são naturalmente direcionados para os vasos sanguíneos recém-formados. As integrinas alfa-v-beta3 encontram-se em abundância na neo-vasculatura (Hood et al. 2002), e são um dos co-receptores dos adenovírus. Alguns dos vírus utilizados no ATAP (descritos nos materiais e métodos) visam também as integrinas. O efeito antitumoral foi reforçado com a criação de adenovírus oncolíticos anti-angiogénicos que exprimem antiVEGF (Yoo et al. 2007) ou endostatina (Lin et al. 2007).

Terapia combinada. A combinação de adenovírus oncolíticos armados com modalidades de tratamento existentes e novas parece ser uma abordagem viável. Foram efectuados vários estudos pré-clínicos para avaliar as melhores combinações de adenovírus e quimioterapêuticos, terapias de radiação, cirurgia e terapias baseadas em anticorpos (Kumar et al. 2008; Dias et al. 2010; Young et al. 2013). Especialmente apelativa é a combinação de inibidores do ponto de controlo e vírus oncolítico. Uma das ideias mais recentes incorpora as terapias com células T aos vírus oncolíticos (Melcher et al. 2011). Além disso, foram iniciados ou estão a ser planeados vários ensaios clínicos para avaliar estas questões importantes.

Utilização de diferentes receptores de superfície celular. O direcionamento dos adenovírus para diferentes receptores de superfície celular é designado por direcionamento transducional. Todos os adenovírus da espécie C (serotipos 1, 2, 5 e 6) e a maioria dos outros adenovírus utilizam o recetor Coxsackie-Adenovirus (CAR) como recetor primário de ligação. A maior parte da investigação foi realizada com adenovírus dos serotipos 5 e 2, que utilizam ambos o CAR como recetor primário. O CAR é expresso numa grande variedade de células, mas em muitos cancros avançados parece estar desregulado (Kuster et al. 2010). Outra questão concetual com o CAR é que parece estar localizado abaixo da junção estreita, facilitando a disseminação lateral. Até à data, não é claro como é que os adenovírus atingem inicialmente o CAR a partir da superfície epitelial (Strauss e Lieber 2009), embora tenha sido proposta uma hipótese recente (Kotha et al. 2015; Luisoni et al. 2015). Foram encontrados *in vitro* muitos outros receptores (a maioria dos quais com menor afinidade) para adenovírus (Arnberg 2009).

Alguns adenovírus da espécie B têm suscitado um interesse crescente, uma vez que utilizam outros receptores de alta afinidade para além do CAR, e estes receptores parecem ser amplamente expressos em tumores humanos avançados (Tuve et al. 2006). A investigação dos últimos anos parece indicar que estes receptores são CD46 e DSG2 (Wang et al. 2011; Lu et al. 2013) (embora também tenham sido sugeridos CD80/86 (Ulasov et al. 2007)). Por este motivo, foi criado um vírus Ad5/3 quimérico. Aqui, o botão do adenovírus do serótipo 5 foi alterado para o botão do serótipo 3 (Kanerva et al. 2002). Muitas formas oncolíticas desta construção foram depois utilizadas com sucesso nas patentes ATAP (descritas nos materiais e métodos) (Raki et al. 2011). Inspirado pelos bons resultados associados a esta abordagem, foi criado um adenovírus oncolítico completamente baseado no serótipo 3 no meu laboratório (estudo I e II).

Uma outra abordagem, também utilizada com segurança em doentes, inclui a modificação da fibra com arginina-glicina-aspartato (RGD) para atingir as integrinas alfa-v-beta altamente expressas em tumores avançados (Nokisalmi et al. 2010; Pesonen et al. 2012). Foram também utilizadas outras modificações de alvo em modelos pré-clínicos (Kreppel e Kochanek 2008) (van Geer et al. 2009) (Alba et al. 2009).

As modificações químicas dos adenovírus podem também resultar numa alteração do tropismo. Neste caso, o vírus é revestido com um polímero hidrofílico, mais frequentemente com polietilenoglicol (PEG) ou poli-N- (2-hidroxipropil)metacrilamina (pHPMA) (Kreppel e Kochanek 2008). Este escudo protege contra anticorpos e pode ainda ser acoplado a ligandos para receptores associados a tumores (*por exemplo,* VEGF). No entanto, os viriões descendentes não são protegidos.

Utilização de métodos alternativos de entrega física. A arquitetura complexa do tumor impede a disseminação do vírus através do tumor, pelo que foram tentados vários meios para contornar este problema. A realização de múltiplas injecções do vírus à volta do tumor é uma forma de ajudar o vírus a espalhar-se (Barton et al. 2004). Outra forma é injetar o vírus na artéria que conduz ao tumor (Reid et al. 2001). A injeção intravenosa de adenovírus também parece ser viável, especialmente se a quantidade de anticorpos neutralizantes for baixa ou a quantidade de vírus for elevada (Hemminki et al. 2012). A injeção intracavitária para tratar, por exemplo, o cancro da bexiga ou do ovário é também uma boa forma de aumentar a concentração local do vírus (Malmstrom et al. 2010). A utilização de células estaminais mesenquimais (MSC) como veículos de entrega é outro meio de transferir o vírus para o cancro. Estas células podem ser eficazmente infectadas com adenovírus e demonstraram ser capazes de penetrar nos tumores após injeção intravenosa (Komarova et al. 2006), embora nem todos os estudos estejam de acordo (Hakkarainen et al. 2007).

Prevenir a resposta imunitária anti-viral. Embora se tenha tornado cada vez mais claro que a resposta imunitária é muito importante nos tratamentos com adenovírus oncolíticos, o hamster sírio está a tornar-se um modelo progressivamente popular neste domínio (Diaconu et al. 2010). Por razões desconhecidas, o serótipo 5 do adenovírus humano pode replicar-se, em certa medida, neste modelo imunocompetente. O efeito oncolítico pode ser potenciado utilizando modelos de hamster sírio imunossuprimidos, mas, ao mesmo tempo, a capacidade de aumentar a imunidade antitumoral é desactivada e o resultado líquido pode ser negativo. De um modo geral, não há consenso sobre se a resposta imunitária é um amigo ou um inimigo no contexto da terapia com adenovírus oncolítico, podendo ser ambos, ou nenhum, dependendo do modelo, do vírus, do transgene e da variável de resultado. No que diz respeito aos dados humanos do ATAP (ver materiais e métodos), a imunidade parece certamente ser um fator importante no que diz respeito à eficácia (Cerullo et al. 2010), mas há também exemplos de casos em que a falta de indução de anticorpos neutralizantes coincidiu com o desaparecimento de tumores (Nokisalmi et al. 2010). Assim, as consequências da resposta imunitária podem variar de doente para doente.

Bio-seleção de novos adenovírus oncolíticos in vitro. As mutações de ganho de função no genoma viral podem conduzir a melhores agentes anticancerígenos. Uma forma de o fazer é amplificar o vírus na presença de mutagénicos (Gros et al. 2008), ou agrupar diferentes serótipos de vírus e cultivá-los em baixa multiplicidade em diferentes células cancerígenas. Após passagens em série, os vírus com melhores capacidades anticancerígenas (nesta linha celular *in vitro*) ultrapassam as outras variantes. Uma dessas experiências resultou numa quimera Ad3/Ad11 com caraterísticas oncolíticas promissoras (Kuhn et al. 2008; Di et al. 2014), apoiando o potencial dos vírus do subgrupo B. Esta construção ColoAd1 está atualmente em fase de avaliação clínica I/II (www.clinicaltrials.org). De forma semelhante à do ColoAd1, qualquer adenovírus oncolítico pode ser incubado a baixa multiplicidade em linhas de células cancerígenas, e os vírus com capacidades oncolíticas atractivas nas células podem ser colhidos. A questão de saber se esses vírus se correlacionam com a segurança clínica ou com a potência tem obviamente de ser abordada e só poderá ser obtida em seres humanos.

Evitar a sobre-atenuação. As modificações drásticas do genoma do vírus podem parecer atractivas para aumentar a segurança, mas podem comprometer a potência. Com base na boa segurança das injecções de adenovírus de tipo selvagem realizadas na década de 1950 (Huebner et al. 1955; Huebner et al. 1956; Georgiades et al. 1959; Zielinski e Jordan 1969), foi proposto também agora que a utilização de adenovírus de tipo selvagem (que tem alguma seletividade tumoral inata) ou de um vírus armado sem mecanismos de seletividade tumoral poderia ser segura. Esta hipótese foi autorizada pela FDA a entrar num ensaio clínico de Fase I para injeção intratumoral em tumores sólidos de qualquer indicação (Ying et al. 2009).

3.4 Ensaios clínicos com adenovírus oncolíticos

Apesar dos notáveis avanços na prevenção, diagnóstico e tratamento do cancro, a sua incidência tem vindo a aumentar constantemente e, segundo a OMS, o cancro é atualmente a causa mais frequente de mortalidade no mundo. Com algumas excepções, não estão disponíveis tratamentos curativos para a maioria dos tumores sólidos com metástases. Muitos tratamentos resultam apenas num pequeno aumento do tempo de sobrevivência e muitos causam efeitos secundários graves. Todos os dias, dezenas de milhares de pessoas - algumas das quais em idade ativa - morrem desta doença cruel. Assim, é óbvio que existe uma necessidade urgente de novos tratamentos. Os vírus oncolíticos apresentam uma forte justificação e uma abordagem inexplorada para a terapia do cancro. Além disso, a sinergia com outras modalidades de tratamento foi sugerida em numerosos estudos pré-clínicos (Bauzon e Hermiston 2008) e existem mesmo alguns dados clínicos que indicam sinergia (Khuri et al. 2000; Reid et al. 2005; Kirn 2006; Hemminki et al. 2012).

A grande maioria dos ensaios clínicos efectuados com adenovírus oncolíticos foram estudos de Fase I de escalonamento da dose concebidos para avaliar a segurança do tratamento (Kumar et al. 2008). Vários adenovírus oncolíticos têm-se mostrado seguros e não foram atingidas toxicidades limitadoras da dose ou doses máximas toleradas na maioria dos ensaios clínicos. Em vez disso, a dose mais elevada utilizada foi normalmente definida como a dose máxima viável para estudos posteriores. Os acontecimentos adversos também têm sido normalmente ligeiros e autolimitados, embora a toxicidade não linear dos adenovírus seja devidamente respeitada neste domínio (Raper et al. 2003). De um modo geral, pensa-se que a eficácia dos adenovírus oncolíticos desarmados tem sido modesta (Cody e Douglas 2009) quando utilizados como modalidade única. No entanto, os parâmetros de substituição tradicionais baseados no tamanho podem não ser adequados para avaliar a eficácia devido ao inchaço causado pela inflamação resultante da replicação do vírus e/ou da expressão do transgene (Reid et al. 2005). Além disso, o parâmetro de avaliação primário na maioria dos ensaios não tem sido a eficácia, uma vez que apenas foram realizados alguns ensaios superiores à fase I/II. De seguida, descrevem-se alguns ensaios clínicos interessantes, a maioria dos quais foram realizados com adenovírus do serótipo 5. Todos eles sugerem segurança e, na maioria, podem também ser observados sinais de eficácia.

ONYX-015 (também conhecido como dl1520 ou CI-1042, construções semelhantes incluem H101, ou seja, Oncorine[R]). Originalmente descrito como dl1520 (Barker e Berk 1987), um isolado de um doente, o Onyx-015 foi o primeiro adenovírus na segunda emergência de tratamentos contra o cancro com vírus que ocorreu durante a década de 1990. Foi testado numa dúzia de ensaios de fase 1 e 2 mas, infelizmente, nunca chegou a ser submetido a um estudo aleatório. Trata-se de um adenovírus baseado no serótipo 5 para o qual foram propostos vários mecanismos de seletividade possíveis, incluindo defeitos de p53/p14ARF e transporte aberrante de ARNm tardio, ambos relacionados com a ausência do gene E1B-55 K. Embora a deleção deste gene proporcione atenuação e alguma especificidade para os tumores, por defeito também é capaz de se replicar em tecidos normais, uma vez que foi isolado de um hospedeiro não portador de tumores. O Onyx-015 passou por muitos estudos clínicos de Fase I e Fase II numa variedade de indicações (Lu et al. 2004; Crompton e Kirn 2007). A utilização deste vetor de adenovírus provou ser segura, mesmo quando foram utilizadas injecções intravenosas elevadas (3x10e11 PFU). Os dados de eficácia destes ensaios são moderados quando avaliados segundo critérios de avaliação clássicos. Em parte, isto pode dever-se a critérios suboptimizados utilizados na avaliação da eficácia, mas a atenuação do vírus pode também contribuir para a baixa potência. Já na publicação original que descrevia o dl1520, a estirpe foi referida como gravemente debilitada em comparação com o vírus de tipo selvagem (Barker e Berk 1987).

Alguns dos dados mais interessantes provêm de doentes com metástases hepáticas colorrectais tratados com uma injeção de ONYX-015 na artéria hepática com a combinação de 5-FU/leucovorina intravenosa. O resultado foi a regressão do tumor em 46% dos doentes e o tempo médio de sobrevivência aumentou para 19 meses, em comparação com os 4-6 meses esperados. Curiosamente, alguns doentes apresentaram inicialmente um aumento dos tumores, enquanto mais tarde se verificou uma regressão (Reid et al. 2005). Este inchaço inicial é registado como doença progressiva utilizando os critérios de avaliação clássicos, o que pode subestimar os efeitos terapêuticos subjacentes, tal como descrito posteriormente para o ipilimumab (anticorpo anti-CTLA4) (Wolchok et al. 2009). Neste ensaio ONYX-015 em particular, foi relatado que o interior destes tumores inchados era necrótico, o que pôde ser observado com PET-CT. Esta e outras observações sugerem que o acompanhamento multimodal é útil para os vírus oncolíticos. No que respeita aos vírus oncolíticos imunologicamente armados, este efeito é provavelmente ainda mais proeminente do que com vírus desarmados ou imunoterapia "passiva" com anticorpos anti-CTLA4.

No entanto, o tamanho do tumor é apenas um parâmetro de substituição (utilizado em vez da sobrevivência) e a interpretação de dados não aleatórios é muito difícil. Assim, foi gratificante ver a Shanghai Sunway Biotech levar o H101 (um vírus intimamente relacionado, embora distinto, do dl1520) a um ensaio aleatório de fase 3 (Xia et al. 2004), que resultou na aprovação do Oncorine pela FDA chinesa em 2005 para o tratamento do carcinoma de células escamosas da cabeça e do pescoço. De acordo com a página inicial da empresa (http://www.sunwaybio.com.cn/en/product.html), o Oncorine é atualmente recomendado também no cancro do pulmão avançado, no cancro do fígado, nas efusões pleurais e peritoneais e no cancro do pâncreas.

Ad5-CD/Tkrep. O Ad5-CD/Tkrep é o primeiro vetor de adenovírus com capacidade de replicação que exprime um gene terapêutico e que foi testado em seres humanos num contexto aleatório (Freytag et al. 2002). O Ad5-CD/Tkrep é seletivo em termos de replicação, uma vez que contém a mesma deleção do gene E1B-55K que o ONYX-015. O vírus exprime um gene de fusão da citosina desaminase (CD) e da timidina quinase (TK) do vírus do herpes simplex para permitir o tratamento terapêutico com 5-FC e ganciclovir. Num relatório de acompanhamento de cinco anos de um ensaio de fase I em cancro da próstata humano, o tempo de duplicação do antigénio específico da próstata aumentou após a terapia genética de uma média de 17 para 31 meses (P=0,014). Isto adiou a terapia de supressão androgénica de resgate (que está associada a uma elevada morbilidade) por uma média de dois anos com boa segurança. Assim, esta abordagem poderia constituir uma opção de tratamento atractiva para os doentes que sofrem uma recidiva do PSA após a terapia definitiva (Freytag et al. 2007). Este vírus está agora a ser testado num estudo aleatório de fase 3 na terapia de primeira linha do cancro da próstata em combinação com radiação (Lu et al. 2011).

CG7060 e CG7870 (também designados CV706 e CV787). O CG7060 é um adenovírus com replicação selectiva do antigénio específico da próstata do serótipo 5, indicado para utilização no cancro da próstata. Foi registado um único ensaio clínico de Fase I com o CG7060. Neste ensaio, 20 doentes em cinco grupos de doses (1×10^{11} a 1×10^{13} partículas virais, VP) foram tratados com uma injeção intraprostática. Os cinco doentes que obtiveram uma redução de 50% do PSA foram tratados com as duas doses mais elevadas do vetor. Este tratamento foi considerado seguro e a sua eficácia foi sugerida (DeWeese et al. 2001). O CG7870 é outro vetor baseado no serótipo 5 que se destina a ser utilizado no cancro da próstata. Anteriormente, o vetor foi considerado seguro e bem tolerado num ensaio clínico de fase I/II de administração intraprostática para o cancro da próstata localmente recorrente. Em seguida, o CG7870 foi administrado como uma infusão intravenosa única num desenho de escalonamento da dose (1 x 10^{10} a 6 x 10^{12} VP) a 23 doentes com cancro da próstata metastático refratário às hormonas. Foram frequentemente observados sintomas semelhantes aos da gripe. Não foram observadas respostas parciais ou completas do antigénio específico da próstata; no entanto, cinco doentes apresentaram uma diminuição do PSA sérico de 25% a 49% após um único tratamento, incluindo três dos oito doentes nos níveis de dose mais elevados (Small et al. 2006).

CG0070. Um estudo integrado de Fase II/III, aberto, aleatório e controlado para avaliar a segurança e a eficácia do CG0070 está agora a ser recrutado (NTC01438112). Este vetor de adenovírus serotipo 5 expressa GM-CSF. Estão incluídos doentes com cancro da bexiga não-músculo invasivo com carcinoma in situ que falharam o BCG (Bacillus Calmette-Guerin).

Telomelysin (também designado OBP-301). A telomelisina é um adenovírus oncolítico do sorotipo 5 orientado para o promotor da telomerase reversa humana (hTERT). Foi efectuado um ensaio clínico de fase I em doentes com tumores sólidos variáveis avançados. Foi administrada uma única injeção intratumoral de Telomelysin a três grupos de doentes (1 x 10^{10}, 1 x 10^{11}, 1 x 10^{12} VP). Todas as doses foram bem toleradas. Um doente teve uma resposta parcial da lesão maligna injectada. Sete doentes (dos dezasseis) cumpriram a definição dos Critérios de Avaliação da Resposta em Tumores Sólidos (RECIST) para doença estável dois meses após o tratamento. As biópsias pós-injeção realizadas ao 28º dia em quatro dos doentes com doença estável revelaram necrose do tumor. Um doente apresentou uma redução de 33% da lesão injectada ao dia 28 e uma redução de 56,7% da lesão injectada ao dia 56. Por conseguinte, também foi sugerida evidência de atividade antitumoral (Nemunaitis et al. 2010).

O H103 é um adenovírus oncolítico baseado no serótipo 5, semelhante ao H101 e ao Onyx-015, mas expressa a proteína de choque térmico (HSP)70, que se sugere ser importante na apresentação de antigénios e na ativação do sistema imunitário. Foi realizado um ensaio clínico de fase I de injeção intratumoral de H103 em 27 doentes com tumores sólidos avançados. As injecções foram efectuadas de forma escalonada a partir de uma dose de 2,5 x 10^{7} para 3,0 x 10^{12} VP. O tratamento foi bem tolerado. A resposta objetiva (resposta completa e resposta parcial) aos tumores injectados com H103 foi de 11,1% (3/27), e a taxa de benefício clínico (resposta completa, resposta parcial, resposta menor e doença estável) foi de 48,1%. A regressão parcial transitória de tumores distantes, não injectados, também foi observada em três doentes (Li et al. 2009).

ONCOS-102 (também designado por CGTG-102 e Ad5/3-d24-GMCSF). Uma empresa derivada da CGTG, a Oncos Therapeutics, realizou um ensaio clínico de fase I em 2013 com o vírus Ad5/3-D24-GMCSF (www.clinicaltrials.org) utilizado anteriormente no ATAP. O vírus foi considerado seguro em doentes com tumores sólidos refractários injectáveis com ciclofosfamida em dose baixa concomitante. Em janeiro de 2015, o vírus (Oncos-102) recebeu a designação de medicamento órfão para o cancro do pulmão nos EUA. De acordo com o comunicado de imprensa, outras indicações poderão incluir o sarcoma dos tecidos moles, o mesotelioma e o cancro do ovário. Em junho de 2015, a empresa associou-se a uma empresa norueguesa de imunoterapia (Targovax), tornando-se a maior empresa de imunoterapia do norte da Europa.

3.   5Imunoterapia contra o cancro em doentes

Há décadas que se sabe que as células cancerosas têm antigénios, diferentes dos das células normais, na sua superfície celular. Estes deveriam ser reconhecidos pelo sistema imunitário e destruídos. No entanto, durante a evolução do crescimento do cancro, o sistema imunitário tem sido inibido por vários métodos. O cancro pode tornar-se invisível para o sistema imunitário de duas formas principais: a maquinaria de apresentação de antigénios pode ser alterada (por exemplo, diminuição da regulação do MHCI) ou os tumores podem ter variantes com sensibilidade reduzida aos agentes imunitários. Outra forma de o tumor se esconder da imunodestruição é suprimir a resposta imunitária antitumoral através da infiltração de células mielóides supressoras, da infiltração de células T reguladoras ou da produção de factores imunossupressores. Se estes pontos puderem ser abordados de forma eficaz, a maioria dos cancros, incluindo os metastáticos, poderão ser tratados.

Durante décadas, foram experimentadas várias abordagens diferentes para reforçar a resposta imunitária (Mellman et al. 2011). No entanto, as curas completas têm sido raras, uma vez que os cancros em estado avançado evoluíram normalmente para superar estes tratamentos. Além disso, a reatividade cruzada com células normais conduziu, por vezes, a efeitos secundários desagradáveis. Atualmente, a compreensão do sistema imunitário parece ter atingido um limite em que os efeitos terapêuticos estão a tornar-se evidentes. Este facto é esclarecido por um punhado de medicamentos imunológicos recentemente aprovados, discutidos abaixo e parcialmente apresentados no quadro 3. Antes, o problema mais evidente parecia ser o facto de não se saber como "libertar os travões" do sistema imunitário. Durante os últimos anos, uma dúzia de ensaios de fase III demonstrou a eficácia dos inibidores dos pontos de controlo na libertação dos travões, reabrindo assim o caminho para muitas terapêuticas que antes não eram consideradas eficazes.

Quadro 3. *Linha cronológica da história dos tratamentos do cancro da medicina moderna*

Imunoterapia do cancro	Linha do tempo	Outros tratamentos contra o cancro
	1840s	Cirurgia sob anestesia com éter (Long)
	1850s	
	1860s	
	1870s	
	1880s	
Toxinas de Coley (notou-se·que as bactérias diminuíam os tumores)	1890s	Radioterapia
Relatos de casos de regressão tumoral após infecções virais naturais	1900s	Terapia hormonal (estrogénio no CA da próstata) Quimioterapia (mostarda de nitrogénio)
	1910s	
	1920s	
	1930s	
	1940s	
Centenas de séries de casos de tratamento do cancro com vírus (por exemplo, Varicela, Sarampo, Vaccinia, Nilo Ocidental, Adenovírus, Papeira)	1950s	Acelerador linear para RT RT estereotáxica, Quimioterapia combinada, Tamoxifeno sintetizado
	1960s	
BCG no CA da bexiga	1970s	
-85 1st estudar a transferência adotiva de células T -86 IFN-alfa aprovado	1980s	Tamoxifeno aprovado
-Os vírus oncolíticos são reinventados e concebidos de forma racional -92 IL-2 aprovado -97 1st mAB aprovado	1990s	As técnicas escópicas tornam-se padrão em muitas operações
-05 Adenovírus oncolítico (H101) aprovado na China	2000s	Sistema robótico Da Vinci aprovado pela FDA
1st imunoterapia celular aprovada (sipuleucel-T)	2010	
1st inibidor do ponto de controlo aprovado (ipilimumab, CTLA4 mAB)	2011	
As terapias com células T mostram provas de eficácia em vários centros e em muitos tipos de cancro	2012	
	2013	
	2014	
Mais inibidores do ponto de controlo aprovados (nivolumab e pembrolizumab, PD1 mAB). A FDA vota 22-1 a favor da aprovação do vírus oncolítico T-Vec	2015	

Considera-se que o rápido desenvolvimento da imunoterapia contra o cancro se deve ao rápido desenvolvimento em domínios como a terapia genética e a imunologia durante as últimas décadas

Historicamente, a imunoterapia contra o cancro tem sido mais frequentemente dividida em terapias baseadas em citocinas, anticorpos, vacinas contra o cancro e células. Atualmente, também os vírus oncolíticos devem ser acrescentados à lista. Embora o mecanismo de ação seja diferente entre as abordagens de tratamento, o fator de união é que estas terapias estimulam o sistema imunitário do doente a combater o cancro.

Citocinas

BCG. [th]No início do século XX, foi inventada a vacina BCG (Bilie/Bacillus de Calmette et Guerin) contra a tuberculose. Esta vacina contém mycobacterium tuberculosis bovina viva que é praticamente não virulenta para o ser humano. Embora a BCG não seja uma citocina e o seu mecanismo de ação ainda não seja claro, o efeito na terapia do cancro é provavelmente mediado pela tempestade de citocinas que produz (Redelman-Sidi et al. 2014). Em 1970, foi demonstrado que o BCG inibe o crescimento do melanoma quando injetado localmente. No entanto, os resultados a nível sistémico não foram tão bons como o tratamento com quimioterapia. Do mesmo modo, as combinações não resultaram num aumento da sobrevivência. Em vez disso, o BCG tem sido utilizado com sucesso desde a década de 1970 no cancro da bexiga não invasivo de risco médio a elevado, sendo o único tratamento que comprovadamente reduz o risco de recorrência. É considerado o melhor tratamento neste grupo de doentes (Perez-Jacoiste Asin et al. 2014). Os efeitos secundários duram geralmente alguns dias após a inoculação na bexiga. Estes incluem irritação da bexiga, um ligeiro decréscimo e sintomas semelhantes aos da gripe. Os eventos adversos graves são raros.

IFN-alfa. Outro exemplo de imunoterapia que tem sido utilizado há décadas são os interferões (IFN). Em 1957, descobriu-se que um vírus da gripe destruído podia interferir com a replicação de um vírus da gripe de tipo selvagem quando implantado num ovo. Este facto foi explicado como sendo devido a uma proteína que foi denominada interferão. Os interferões dividem-se em interferões alfa, beta e gama. Destes, os interferões alfa são os mais utilizados. Kari Cantell, um cientista finlandês, foi um pioneiro neste domínio e o seu produto Finnferon tem sido amplamente utilizado há décadas. As melhores respostas foram obtidas numa leucemia atípica, a leucemia de células pilosas, em que praticamente todos os doentes atingiram a remissão. Também outras leucemias, linfomas, mieloma múltiplo e sarcoma de Kaposi mostraram uma boa resposta aos tratamentos com interferão. No que diz respeito aos tumores sólidos, apenas o melanoma e o cancro do rim mostraram benefícios objectivos. O IFN continua a ser a única opção adjuvante atualmente disponível para o melanoma. Foi aprovado em 1986 como terapia adjuvante em pacientes com melanoma com alto risco de recorrência após ressecção cirúrgica (Ascierto et al. 2014). O interferão é geralmente administrado no músculo numa dose diária ou em três doses por semana. Tem sido difícil provar benefícios claros de sobrevivência com os interferões. Os efeitos secundários têm sido, no entanto, ligeiros em comparação com a quimioterapia. Em 2011, a FDA aprovou um novo medicamento de interferão alfa-2b que é utilizado para o tratamento da hepatite C.

IL-2. A interleucina-2 é uma proteína produzida pelas células T activadas. Também auto-ativa as células T e as células assassinas naturais. Tem sido designada por fator de crescimento das células T. Em 1992, a FDA aprovou a Proleukin (interleucina-2 recombinante) para o tratamento do carcinoma de células renais metastático. Em estudos clínicos, cerca de 1 em cada 15 doentes não apresentava evidência de doença, variando entre 7 meses e mais de 10 anos (Rosenberg 2007). Mais tarde, recebeu também indicação para o melanoma metastático. Cerca de 1 em cada 17 doentes com melanoma metastático fica livre de qualquer evidência de doença, variando entre 3 meses e 10+ anos (Amin e White 2013). Também outras citocinas se revelaram promissoras, por exemplo o fator de necrose tumoral (TNF), que demonstrou eficácia nos sarcomas colorrectais e dos tecidos moles em ensaios de fase I-II. A mesma substância demonstrou alguma eficácia em metástases hepáticas quando administrada na artéria de alimentação.

Anticorpos

Os anticorpos são os principais componentes do sistema imunitário adaptativo, desempenhando um papel fundamental tanto no reconhecimento de antigénios estranhos como na estimulação de uma resposta imunitária aos mesmos. A maioria dos anticorpos utilizados na imunoterapia contra o cancro são nus; alguns, no entanto, são conjugados com moléculas tóxicas ou radioactivas. Os anticorpos são também designados por murinos, quiméricos, humanizados e humanos. A ligação dos anticorpos à célula cancerígena pode levar à morte celular mediada por células NK, à ativação do complemento e à morte celular, ou a ligação dos anticorpos pode interferir com a sinalização celular, levando à redução da sobrevivência das células. Os anticorpos específicos para tumores passaram a fazer parte do repertório terapêutico no tratamento dos cancros colorrectal, da mama, da cabeça e do pescoço e da leucemia, depois de melhorarem a sobrevivência global e a sobrevivência sem progressão em ensaios aleatórios de fase 3. As taxas de resposta têm sido de 8-10% quando utilizadas como agentes únicos. A combinação de quimioterapia e/ou radioterapia tradicionais aumentou as taxas de resposta para 30% (Kirkwood et al. 2012). O quadro 4 apresenta 14 anticorpos aprovados utilizados no tratamento do cancro. Dois são conjugados com compostos tóxicos e dois são radiomarcados, enquanto os restantes são nus.

Quadro 4. *Anticorpos aprovados para o tratamento do cancro*

Nome genérico	Nome da marca	Tipo de anticorpo	Anticorpo alvo	Ano de aprovação	Tratamento(s) aprovado(s)
Alemtuzumab	Campath	humanizado	CD52	2001	Leucemia linfocítica crónica (LLC) de células B
Bevacizumab	Avastin	humanizado	VEGF	2004	cancro colorrectal metastático
				2006	cancro do pulmão de células não pequenas
				2009	carcinoma de células renais
				2009	glioblastoma multiforme
Brentuximab vedotina*	Adcetris	quimérico	CD30	2011	linfoma de Hodgkin recidivante
				2011	linfoma anaplásico de grandes células recidivante
Cetuximab	Erbitux	quimérico	EGFR	2004	cancro colorrectal
				2006	carcinoma avançado de células escamosas da cabeça e do pescoço (SCCHN)
				2011	cancro de células escamosas da cabeça e do pescoço recorrente loco-regional ou metastático
				2012	Metástases colorrectais com expressão de EGFR cancro
Gemtuzumab ozogamicina*	Mylotarg	humanizado	CD33	2000	leucemia mielogénica aguda
Ibritumomab tiuxetan**	Zevalina	murino	CD20	2002	linfoma não-Hodgkin
Ipilimumab	**Yervoy**	**humano**	**CTLA4**	**2011**	**melanoma metastático**
Nivolumab	**Opdivo**	**humano**	**Recetor PD-1**	**2014**	**melanoma metastático**
				2015	**cancro do pulmão de células não pequenas escamoso**
Ofatumumab	Arzerra	humano	CD20	2009	LLC refractária
Panitumumab	Vectibix	humano	EGFR	2006	cancro colorrectal metastático
Pembrolizumab	**Keytruda**	**humano**	Via PD-1	**2014**	**melanoma após ipilimumab**
Rituximab	Rituxan, Mabthera	quimérico	CD20	1997	linfoma não-Hodgkin
				2010	CLL
Tositumomab**	Bexxar	murino	CD20	2003	Linfoma não-Hodgkin
Trastuzumab	Herceptina	humanizado	ErbB2	1998	cancro da mama

Com composto tóxico ** **inibidores do ponto de controlo** *radiomarcados* **a negrito.**
Modificado de (Scott et al. 2012)

    Inibidores do ponto de controlo. Destes anticorpos, gostaria de destacar os inibidores do ponto de controlo ipilimumab, nivolumab e pembrolizumab. Estes três anticorpos foram recentemente aprovados e mostraram uma promessa notável num vasto repertório de cancros avançados. O anticorpo CTLA4 **ipilimumab** (Yervoy, também conhecido como MDX-010 e MDX-101) é um anticorpo IgG1 humano que se liga ao CTLA4 de superfície celular. O CTLA4 é expresso nas células T, e a ativação da proteína desliga a atividade das células T. O ipilimumab liga-se a esta proteína para que as células T citotóxicas não sejam inactivadas pelo microambiente imunossupressor do cancro. Embora o ipilimumab pareça afetar mais células T nos gânglios linfáticos, outro anticorpo chamado **nivolumab** (Opdivo, ONO-

4538, BMS-936558, MDX1106) parece funcionar melhor no microambiente tumoral. O nivolumab é também um anticorpo monoclonal IgG4 totalmente humano. Quando o inibidor PD-1 foi testado no ensaio aleatório de fase III Checkmate 66 para o tratamento do melanoma, o estudo foi interrompido no início de 2014 devido à análise efectuada pelo comité independente de monitorização de dados, uma vez que a sobrevivência do braço PD-1 era superior à do braço de controlo. Os doentes foram desvinculados e autorizados a passar para o tratamento com PD-1. O nivolumab foi aprovado pela FDA para o tratamento do melanoma irressecável ou metastático (dezembro de 2014) e para o tratamento do cancro do pulmão de células não pequenas escamoso (março de 2015). Alguns meses mais tarde (junho de 2015), a EMA concedeu também uma autorização de introdução no mercado na Europa. Pensa-se que os tumores exploram a via do checkpoint PD-1 para desligar uma resposta imunitária no local do tumor, inactivando as células T. Estas células não conseguem montar uma resposta imunitária eficaz. Estas células T não conseguem montar respostas imunitárias eficazes. O nivolumab impede a interação PD-1/PD-L1, revigorando assim o sistema imunitário. Também foi observada eficácia após o fracasso do ipilimumab (CTLA-4) (Hamid O 2014). O terceiro inibidor do ponto de controlo recentemente (2014) aprovado pela FDA chama-se **pembrolizumab** (Keytruda). Destina-se a ser utilizado no melanoma, após o tratamento com ipilimumab. Alguns meses mais tarde (maio de 2015), a EMA recomendou também a concessão de uma autorização de introdução no mercado para o pembrolizumab. É recomendado como monoterapia para o tratamento do melanoma avançado. O seu mecanismo de ação é semelhante ao do nivolumab, mas, em vez de atuar no recetor de superfície celular, bloqueia a via intracelular do PD-1. O perfil de eventos adversos é considerado ligeiramente favorável, com apenas 12% de eventos adversos de grau 3-4 (Antoni Ribas 2014).

Vacinas contra o cancro

Existem dois tipos de vacinas contra o cancro - preventivas e terapêuticas. As vacinas preventivas contra dois vírus que causam cancro são amplamente utilizadas em todo o mundo: a vacina contra a hepatite B e o papilomavírus humano (HPV). Em 2010, a FDA aprovou a primeira vacina terapêutica. Em 2013, a autorização de comercialização do medicamento foi concedida na Europa. Esta vacina, **sipuleucel-T** (Provenge), foi aprovada para homens com cancro da próstata metastático resistente à castração. Estimula uma resposta imunitária à fosfatase ácida prostática (PAP). Este antigénio encontra-se na maioria das células do cancro da próstata. Anteriormente, era utilizado como marcador tumoral no cancro da próstata, mas atualmente foi quase totalmente substituído pelo antigénio específico da próstata (PSA), mais sensível. Num ensaio clínico, foi observado um benefício de sobrevivência de cerca de quatro meses. Os eventos adversos mais frequentemente registados no grupo do sipuleucel-T do que no grupo do placebo incluíram arrepios, febre e dores de cabeça (Kantoff et al. 2010). Embora até agora não tenha sido observado qualquer benefício clínico com vacinas que contêm apenas antigénio que foi injetado diretamente no doente, a vacina sipuleucel-T é personalizada para cada doente. Primeiro, as células apresentadoras de antigénio são isoladas do sangue do doente. Estas são depois cultivadas com uma proteína chamada PAP-GM-CSF. Após a cultura, as células são devolvidas ao doente. Os doentes recebem três tratamentos, normalmente com duas semanas de intervalo. Cada ciclo de tratamento envolve a mesma cultura *in vitro*. O mecanismo de ação parece ser o facto de as células apresentadoras de antigénios que absorveram PAP-GM-CSF estimularem as células T a matar as células tumorais que expressam PAP. O custo elevado e o tratamento complicado (a Suécia é o país mais próximo da Finlândia para o tratamento) têm sido obstáculos à prática comum. **Prostavac** é uma nova vacina utilizada contra o cancro da próstata metastático sob a forma de injecções subcutâneas. Utiliza poxvírus recombinantes para exprimir o PSA, juntamente com 3 moléculas coestimuladoras que reforçam o sistema imunitário (LFA-3, ICAM-1 e B7.1). O tratamento é iniciado pela administração subcutânea de uma dose inicial de vaccinia que codifica o PSA e as moléculas coestimuladoras, seguida de 6 doses de reforço subsequentes de varíola que codifica a mesma cassete de moléculas coestimuladoras de PSA. Utilizando este regime heterólogo de dosagem de reforço, o sistema imunitário concentra-se na indução de respostas de células T específicas de PSA, concebidas para matar as células tumorais que expressam PSA. Foi concluído um ensaio de fase 2 com 125 doentes com cancro da próstata resistente à castração, que demonstrou um aumento da sobrevivência global de 8,5 meses (25,1 versus 16,6 meses) e uma redução de 44% no risco de morte (log-rank estratificado P=.0061). O Prostvac foi geralmente bem tolerado, com os efeitos secundários mais comuns a incluírem reacções no local da injeção, febre, fadiga e náuseas (Kantoff et al. 2010). Está a decorrer um estudo de fase 3 (Prospect).

Terapias baseadas em células

Atualmente, existem três tipos de terapias de transferência de células adoptivas (ACT) que avançam no sentido da aprovação regulamentar: 1) linfócitos infiltrados no tumor (TIL), 2) células T com recetor de antigénio quimérico (CAR) e 3) células T com recetor de células T (TCR) (June et al. 2015).

As TIL não necessitam de engenharia genética. A teoria é que as células T do próprio doente reconhecem o tumor, mas o tumor desactivou estas células T importantes. Os resultados são obtidos quando estas células são activadas. O método habitualmente utilizado consiste em extrair as células T de um tumor excisado, expandi-las e activá-las *in vitro* (a IL-2 é habitualmente utilizada) antes de infundir as células no doente. Normalmente, o doente é linfodepletado por quimioterapia antes de as células serem devolvidas. Prevê-se que os cancros com várias mutações sejam susceptíveis de ser também fortemente imunossuprimidos, beneficiando assim dos inibidores dos pontos de controlo (CTLA4 e PD1), bem como das terapias TIL. Até à data, as terapias TIL têm sido desenvolvidas principalmente pelo National Cancer Institute e, recentemente, foi iniciado um ensaio internacional de fase 3 aleatório de melanoma metastático (NCT02278887) (June et al. 2015).

Por outro lado, as células CAR e TCR modificadas são colhidas do sangue periférico. As células T são depois transduzidas por métodos virais ou não virais, de modo a que o recetor desejado seja introduzido na superfície das células T. Através deste método, é possível obter um grande conjunto de células orientadas para um recetor conhecido. Atualmente, existem pelo menos 20 empresas que desenvolvem terapias CAR e TCR, enquanto apenas algumas empresas se concentram nas terapias TIL. O ACT tem sido geralmente seguro, mas o reconhecimento de tecidos normais no alvo e fora do alvo pode ocorrer com células T modificadas. Até à data, a maioria dos doentes tem sido tratada com células T modificadas com anticorpos de ratinho. Pensa-se que a utilização de células T modificadas totalmente humanas poderia diminuir a toxicidade. No entanto, tal como se observou com os inibidores dos pontos de controlo (CTLA-4 e PD-1), também se podem esperar efeitos secundários auto-imunes e inflamatórios com terapias baseadas em células. Tal como foi elucidado com a vacina de células dendríticas sipuleucel-T (Provenge): As terapias celulares podem ser fabricadas e entregues aos médicos, mas a eficácia deve justificar o custo e a complexidade destes novos tratamentos em comparação com os produtos farmacêuticos mais facilmente administrados.

Uma publicação recente destaca o potencial das terapias baseadas em células (Maude et al. 2014). A leucemia linfoblástica aguda (LLA) recidivante é difícil de tratar, independentemente dos tratamentos agressivos. As células CAR que têm como alvo o CD19 podem ultrapassar muitas limitações das terapias convencionais. Um total de 25 pacientes pediátricos e 5 adultos foram tratados com células T autólogas transduzidas com vetor lentiviral. Metade dos doentes tinha sido submetida a um transplante de células estaminais. Dos 30 doentes, 27 (90%) obtiveram uma resposta completa e três obtiveram uma resposta parcial. A sobrevivência global de seis meses foi de 78% e as respostas parecem ser duradouras (Maude et al. 2014). As células T modificadas demonstraram ser potentes na leucemia e no linfoma. Atualmente, estão a ser visadas novas moléculas de superfície: o fator de crescimento epidérmico (EGFR) para o glioblastoma, o antigénio de membrana específico da próstata (PSMA) para o cancro da próstata, a mesotelina para o cancro do ovário, do pâncreas e mesotelioma e a C-met para o cancro da mama triplo negativo.

Vírus oncolíticos

Os ensaios com adenovírus oncolíticos foram analisados mais pormenorizadamente no capítulo 3.4. Em resumo, a acumulação de dados sugere que a eficácia potencial dos vírus oncolíticos se deve a mecanismos imunológicos (Figura 4). Os vírus podem também ser armados com genes imunomoduladores, tal como referido no capítulo 3.3. No quadro 5, são apresentados alguns vírus oncolíticos interessantes com dados clínicos.

O vírus oncolítico **T-Vec (Talimogene laherparepvec)** é discutido aqui, uma vez que a FDA votou 22-1 a favor da sua aprovação em 4/2015, tornando-o provavelmente o primeiro vírus oncolítico a ser aprovado num país ocidental. Trata-se de um vírus herpes simplex oncolítico tipo 1 (HSV1) modificado de modo a produzir GM-CSF humano. É administrado por via intratumoral a tumores injectáveis, mas também se observam frequentemente respostas sistémicas em tumores não injectáveis. Foi comparada num ensaio aleatório de fase III (OPTiM) com o GM-CSF no tratamento do melanoma em estádio III-IV. Em doentes com M1a IIIB/C, IV, a sobrevivência mediana foi de 41,1 meses no braço do T-Vec, enquanto que no braço do GM-CSF foi de 21,5 meses (P<0,001). A sobrevivência livre de progressão também aumentou com o braço T-Vec (Robert Hans Ingemar Andtbacka 2013). Não foi observada qualquer diferença no subgrupo M1b/c em estádio IV. Foi iniciado um ensaio de fase Ib de combinação com T-Vec + ipilimumab (CTLA-4). Na análise preliminar de 17 doentes com resposta avaliada pelo investigador, a ORR foi de 41% (24% RC, 18% RP); 35% tiveram DP. A mediana do tempo de resposta foi de 2,9 meses (Puzanov 2014). Ainda de acordo com o cartaz da empresa farmacêutica (apresentado na ESMO, Madrid, 2014), foram iniciados quatro outros ensaios de fase II com melanoma com o T-Vec: 1) combinação com pembrolizumab (MK-3475), 2) correlação entre a taxa de resposta objetiva e as células CD8+ de base, 3) como neoadjuvante antes da cirurgia, e 4) ensaio de biodistribuição para avaliar a libertação do vírus.

Tabela 5. *Alguns vírus oncolíticos promissores e o seu estado clínico*

Produto	Empresa	Vírus	Indicação de chumbo	Estado clínico
Oncorine (H101)	Shanghai Sunway Biotech Co	Adenovírus modificado pela deleção E1B-55KD para replicação condicional em células cancerígenas deficientes em P53	Cancro da cabeça e do pescoço; cancro do pulmão; cancro do fígado; derrames pleurais e peritoneais malignos; cancro do pâncreas	Aprovado na China, 2005
T-Vec (Talimogene laherparepvec)	Amgen	HSV-1 modificado com deleções ICP34.5 e ICP47, expressando *US11* como um gene precoce imediato e codificando GM- CSF	Melanoma metastático	Fase 3, a FDA votou 22-1 a favor da aprovação 4/2015
Reolysin (vírus órfão entérico respiratório)	Biotecnologia Oncolítica	Reovírus serotipo 3 (estirpe Dearing)	Cancro da cabeça e do pescoço	Fase 3
CG0070	Cold Genesys (Irvine, Califórnia)	Adenovírus de replicação condicional que codifica o GM-CSF	Cancro da bexiga	Fase 2/3
Pexastimogene devacirepvec (Pexa-Vec, JX-594)	Jennerex Biotherapeutics	Vírus da vaccinia com supressão da timidina quinase que codifica o GM-CSF	Cancro do fígado	Fase 2b
Cavatak	Viralytics (Sydney, Austrália)	Coxsackievirus A21 não modificado	Melanoma	Fase 2
Seprehvir	Virttu Biologics (Londres)	Replicação condicional do HSV1716 com a deleção ICP34.5	Glioma de alto grau	Fase 2
ColoAD1	PsiOxus Therapeutics (Abingdon, Reino Unido)	Vírus oncolítico derivado da evolução dirigida de vírus quiméricos baseados nos serótipos 3 e 11p do adenovírus	Cancro metastático	Fase 1/2
DNX-2401	DNAtrix (Houston)	Adenovírus de replicação condicional que codifica um péptido de ligação à integrina	Glioma	Fase 1
CGTG-102	Oncos Therapeutics (Helsínquia, Finlândia)	Adenovírus de replicação condicional que codifica o GM-CSF	Tumores sólidos	Fase 1

Modificado de (Sheridan 2013)

3.6 Avaliação da eficácia das imunoterapias

Atualmente, a eficácia do tratamento dos doentes com cancro é avaliada principalmente através da imagiologia, do estado de desempenho e, por vezes, dos marcadores tumorais (por exemplo, o PSA). No que diz respeito aos imunoterapêuticos, todos estes factores apresentam algumas fragilidades.

Modelos *in vitro* e *in vivo*. Desde que os adenovírus ou as imunoterapias têm sido utilizados para tratar o cancro, tem-se observado uma clara discrepância de eficácia entre a cultura de tecidos, as experiências com animais e os doentes humanos. Por exemplo, se um determinado vírus oncolítico mata eficazmente uma determinada linha celular, os resultados observados *in vivo* podem já ser contraditórios. Pensa-se que este fenómeno se deve a vários factores (Strauss e Lieber 2009): 1) falta de um recetor primário de ligação do adenovírus nas células tumorais in situ, 2) mecanismos inatos de defesa do hospedeiro parcialmente desconhecidos que reconhecem os adenovírus como agentes patogénicos e interrompem a replicação do adenovírus in vivo, tornando os tumores resistentes a novas injecções de vírus (Liikanen et al. 2011), 3) A propagação do vírus no tumor é limitada devido à estrutura 3D que contém estroma fibrótico, áreas necróticas, hipóxicas e de pH baixo dos tumores da vida real, bem como ao fenótipo epitelial que contém junções apertadas e aderentes das células cancerosas. Mesmo o simples tamanho das partículas de vírus, em comparação com muitos medicamentos químicos, pode constituir um problema para a disseminação intratumoral. 4) Quando se trata de animais ou doentes imunocompetentes, o sistema imunitário adaptativo pode também desempenhar um papel na eliminação do vírus no espaço de semanas. 5) Os tratamentos clínicos têm sido geralmente aplicados a doentes terminais com doença avançada e história de múltiplos ciclos de tratamentos contra o cancro. Estes cancros evoluíram durante anos, desenvolvendo as mutações cruciais necessárias para evitar as múltiplas formas de o organismo eliminar os tecidos cancerosos. Isto contrasta muito com os cancros implantados em modelos murinos que, normalmente, crescem durante algumas semanas.

Em ratinhos imunocompetentes, é possível recolher materiais biológicos extensos para análise laboratorial. No entanto, embora a qualidade dos dados possa ser boa, a sua relevância no contexto dos seres humanos pode variar. Mesmo os modelos de ratinho mais sofisticados desenvolvem tumores ao longo de semanas ou meses, na melhor das hipóteses, enquanto os tumores humanos crescem ao longo de anos e décadas, pelo que não é possível reproduzir o mesmo nível de complexidade imunológica. Além disso, se os tumores de linhas celulares tumorais forem transplantados para ratinhos, não se assemelham à carcinogénese natural. Os modelos transgénicos podem imitar melhor o desenvolvimento de tumores in situ, o que constitui uma melhoria, mas há que ter em conta que o cancro nos seres humanos não ocorre na sequência de mutações modificadas em supressores de tumores e oncogenes, pelo que é provável que existam várias diferenças no fenótipo. Assim, tornou-se claro que os modelos animais imunocomprometidos (por exemplo, SCID ou ratinhos nude) com linhas celulares cancerígenas humanas injectadas ou animais imunocompetentes (por exemplo, hamsters sírios) com cancro de hamster, ou qualquer outro modelo animal, têm fraca capacidade de prognóstico quando se trata de cancros humanos avançados.

Avaliação das respostas dos doentes através de imagiologia. Na clínica, a tomografia computorizada é o método de imagem mais utilizado, enquanto a PET-CT e a ressonância magnética ganharam popularidade ao longo dos anos. O problema com os imunoterapêuticos é que, por vezes, o inchaço do tumor devido à inflamação torna-o maior, o que é classificado como progressão da doença, embora na realidade possa ser um sinal de eficácia (Wolchok et al. 2009; Hoos et al. 2010; Prieto et al. 2012). O mesmo acontece com os gânglios linfáticos (Focosi et al. 2008). Se estes aumentarem de tamanho, pode ser interpretado como metástases para os gânglios linfáticos, mas pode apenas sugerir que o sistema imunitário começou a reconhecer o tecido maligno e que as tropas se estão a multiplicar no tecido linfático (Koski et al. 2012). A RM tem a mesma fraqueza se apenas for avaliado o tamanho total do tumor. No entanto, a RM é melhor na avaliação de alterações no interior do tecido, como discutido no estudo III. Podem ser observados problemas semelhantes com o aumento da ingestão de açúcar com a PET-CT (Koski et al. 2012), ao passo que outras rotulagens podem proporcionar uma melhor perceção do que está realmente a acontecer.

Problemas análogos na avaliação das respostas têm sido evidentes com os inibidores do ponto de controlo (Saenger e Wolchok 2008). Num relatório com o ipilimumab bloqueador do CTLA-4, foi necessária uma mediana de 30 meses para obter uma resposta nos doentes que finalmente obtiveram uma resposta completa (Prieto et al. 2012). Numa análise a longo prazo de doentes com melanoma que viveram pelo menos 4 anos após o ipilimumab, 25% nunca tinham alcançado um resultado melhor do que doença progressiva, tal como definido pelos critérios da OMS (Wolchok et al. 2013). Assim, é evidente que os critérios de resposta radiográfica padrão não captam necessariamente os possíveis efeitos benéficos das imunoterapias (Hoos et al. 2010). Foram avaliados alguns novos critérios de resposta relacionados com a imunidade (Wolchok et al. 2009), que foram agora utilizados em alguns dos ensaios com inibidores do ponto de controlo (Wolchok et al. 2013; Wolchok et al. 2013). Sabe-se que, com os imunoterapêuticos, um padrão de resposta inclui o inchaço/crescimento inicial do tumor e só mais tarde se nota a resposta. Com os critérios RECIST (desenvolvidos para a quimioterapia), este aumento inicial é classificado como doença progressiva e são considerados outros tratamentos. Com os critérios de resposta imunológica, este padrão de resposta não é negligenciado e os doentes são seguidos durante mais tempo. Do mesmo modo, o aparecimento de novas lesões é classificado como doença progressiva com RECIST, enquanto os critérios de resposta imunológica tentam ter este facto em conta com os imunoterapêuticos (Wolchok et al. 2009).

A sobrevivência e a sobrevivência livre de progressão têm sido os parâmetros tradicionais nos ensaios clínicos. Ambos colocam problemas no que respeita à avaliação imunológica. É comum em muitos tratamentos contra o cancro que alguns doentes beneficiem, enquanto outros não, e alguns podem sofrer com o tratamento. Em geral, é possível avaliar o benefício total, por exemplo, o número médio de meses de sobrevivência de um doente. No entanto, com os imunoterapêuticos, não é invulgar que alguns doentes sobrevivam muito tempo e pareçam mesmo estar curados de um cancro avançado (ver Figura 1). Este benefício claro não é observado com a sobrevivência global mediana. Uma forma mais correta seria avaliar os doentes que estão vivos após 3 ou 5 anos de tratamento ou utilizar a sobrevivência média (restrita) (Zhao et al. 2015). Ao analisar a sobrevivência livre de progressão, muitos doentes podem estar a progredir primeiro, enquanto mais tarde se observa uma resposta. Tal como referido anteriormente, estes doentes podem ser considerados progressores, embora o benefício só seja observado mais tarde.

Avaliação das respostas dos doentes com marcadores tumorais. Os marcadores tumorais provaram ser indicadores relativamente bons em determinados tumores, em determinados níveis. O maior problema associado aos marcadores é que a destruição do tumor pode libertar grandes quantidades de marcadores tumorais para a corrente sanguínea. Assim, nós (Topi M. O. Turunen 2009) e outros (Hoos et al. 2010) referimos que um aumento inicial dos marcadores tumorais no sangue pode não ser necessariamente um sinal de fraca eficácia.

Formas emergentes de avaliar a resposta. Nos nossos estudos, surgiram alguns novos marcadores imunológicos possíveis. As quantidades de anticorpos anti-cancro no soro parecem estar correlacionadas com a eficácia do tratamento (estudo IV). Também outros marcadores imunológicos, como tipos e quantidades de células T, MRI, MRS, calprotectina (estudo III) e HMGB1 sérico (Liikanen et al. 2015) mostraram algum potencial.

3.7 A imunoterapia no futuro

De acordo com as páginas Web do Instituto Nacional do Cancro (4/2015), existem 142 ensaios de tratamento de imunoterapia de fase III/IV activos (que aceitam atualmente doentes) em fase de recrutamento nos EUA. Se incluirmos também a fase I-II, o número de ensaios de imunoterapia activos aumenta para 1703. De todos os ensaios sobre cancro, esta é uma proporção enorme, uma vez que 372 ensaios de tratamento de fase III/IV e 3882 ensaios de tratamento de fase I-IV sobre cancro estavam activos neste registo. Assim, aproximadamente 40% de todos os ensaios de cancro activos neste momento são sobre imunoterapia! Embora a imunoterapia exista desde que a medicina moderna existe (toxinas de Coley, experiências com vírus, BCG, etc.), o seu verdadeiro potencial só agora começou a revelar-se, uma vez que os inibidores dos pontos de controlo parecem mostrar benefícios num vasto repertório de cancros. Alguns dos dados são publicados em artigos de revisão por pares, enquanto uma grande quantidade dos dados mais recentes é recolhida em apresentações e resumos de reuniões ou em publicações da FDA. De seguida, são discutidas algumas publicações recentes interessantes, com conclusões e perspectivas futuras.

Os inibidores do ponto de controlo no melanoma provaram certamente ser uma das melhores opções de tratamento na doença avançada. Atualmente, parece que o estado de coloração BRAF não se correlaciona com a resposta, enquanto algumas evidências mostram que o estado de coloração PD-L1 afecta os resultados, mas os inibidores do ponto de verificação parecem funcionar também em doentes com coloração PD-L1 negativa. Este facto foi confirmado num relatório publicado recentemente (Long et al. 2015). Os doentes PD-L1 positivos sobreviveram mais tempo com os tratamentos com nivolumab e dacarbazina (quimioterapia), enquanto os doentes PD-L1 negativos sobreviveram mais tempo quando tratados com nivolumab em comparação com a quimioterapia. Assim, parece que a coloração PD-L1 sugere uma boa sobrevivência, mas também os doentes PD-L1 negativos parecem beneficiar do nivolumab. Foram notificados EA de grau 3-4 relacionados com o medicamento em 12% dos doentes que receberam nivolumab, em contraste com 18% que receberam dacarbazina. Os autores concluíram que, em comparação com a dacarbazina, o nivolumab melhorou significativamente a OS e a PFS em doentes não tratados previamente com melanoma metastático BRAF de tipo selvagem, com um perfil de segurança aceitável. Numa publicação recente, o anticorpo CTLA-4 ipilimumab foi combinado com um anticorpo bloqueador de PD-1 nivolumab no tratamento do melanoma metastático sem tratamento prévio (Postow et al. 2015). A resposta objetiva foi observada em 61% (44 de 72 doentes) no grupo da combinação versus 11% (4 de 37 doentes) no grupo que recebeu ipilimumab e placebo. Foram notificados acontecimentos adversos de grau 3 ou 4 relacionados com o medicamento em 54% dos doentes que receberam a terapêutica combinada, em comparação com 24% dos doentes que receberam ipilimumab em monoterapia. A maioria destes acontecimentos foi resolvida com medicação imunomoduladora e os autores concluíram que o perfil de segurança era aceitável. Outro ensaio (fase I com 53 doentes) utilizou esta mesma combinação de ipilimumab e nivolumab e mostrou que 53% dos doentes tiveram uma redução do tumor de pelo menos 80% com um perfil de segurança controlável (Wolchok et al. 2013). Por vezes, os resultados foram tão dramáticos e rápidos, mesmo após uma dose única da combinação num melanoma volumoso, que os clínicos ficaram preocupados, especialmente se o tumor estiver presente no miocárdio ou com metástases transmurais no intestino delgado (ambos locais comuns de melanoma metastático) (Chapman et al. 2015).

Os inibidores do ponto de controlo começaram também a mostrar potencial noutros cancros. A FDA aprovou recentemente o nivolumab (Opdivo) para uso intravenoso, para o tratamento de doentes com **cancro do pulmão de células não pequenas escamoso metastático (NSCLC)** com progressão durante ou após quimioterapia à base de platina (comunicado de imprensa da FDA 3/2015). O nivolumab demonstrou uma sobrevivência global (OS) significativamente superior em comparação com o docetaxel, com uma redução de 41% no risco de morte (hazard ratio: 0,59 [95% CI: 0,44, 0,79; p=0,00025]), numa análise provisória pré-especificada de um ensaio clínico de fase III. A aprovação foi baseada nos resultados dos ensaios CheckMate -017 e CheckMate -063. No **linfoma de Hodgins**, 23 doentes foram tratados com nivolumab (Ansell et al. 2015). Foi comunicada uma resposta objetiva em 20 doentes (87%), incluindo 17% com uma resposta completa e 70% com uma resposta parcial; os restantes 3 doentes (13%) tinham doença estável. A taxa de sobrevivência livre de progressão às 24 semanas foi de 86%. Os acontecimentos adversos relacionados com o medicamento de qualquer grau e de grau 3 ocorreram em 78% e 22% dos doentes, respetivamente. No **carcinoma das células renais**, foi realizado um ensaio de fase II. Os doentes com CCRm de células claras previamente tratados com agentes que visavam a via do fator de crescimento endotelial vascular foram aleatoriamente designados para receber nivolumab 0,3, 2 ou 10 mg/kg por via intravenosa uma vez de três em três semanas (Motzer et al. 2015). O objetivo primário, a sobrevivência livre de progressão, foi de 2,7, 4,0 e 4,2 meses, respetivamente. O objetivo secundário foi a sobrevivência global: 18,2 meses, 25,5 meses (80% CI, 19,8 a 28,8 meses), e 24,7 meses, respetivamente. O evento adverso mais comum relacionado com o tratamento foi a fadiga (24%, 22% e 35%, respetivamente). Dezanove doentes (11%) sofreram EAs de grau 3 a 4 relacionados com o tratamento. Os autores concluíram que o nivolumab demonstrou atividade antitumoral com um perfil de segurança controlável, tendo sido iniciado um ensaio de fase III. Recentemente (25.9.2015) foram publicados os resultados do ensaio e o nivolumab foi considerado superior ao everolimus na sobrevivência global mediana (25,0 versus 19,6 meses) e também os eventos adversos de grau 3 ou 4 relacionados com o tratamento foram favoráveis ao nivolumab (19% versus 37%) (Motzer et al. 2015). De acordo com os dados apresentados nas reuniões ESMO 2014 Madrid e CIMT 2015 Mainz, também os cancros **gástrico, da cabeça e do pescoço e da bexiga** têm mostrado bons resultados nos ensaios em curso. Alguns cancros, contudo, parecem não responder tão bem. Por exemplo, os cancros hepatocelular, do cólon e da próstata mostraram respostas fracas.

Para concluir os dados sobre os inibidores dos pontos de controlo, podemos afirmar que o bloqueio imunológico dos pontos de controlo com anticorpos resultou em respostas a longo prazo com efeitos secundários mínimos num número significativo de doentes com melanoma, pulmão, rim, bexiga e cancro da mama triplo-negativo, bem como na doença de Hodgkin refractária à quimioterapia (Homet Moreno e Ribas 2015). Em geral, são registados números moderados (cerca de 10-20%) de acontecimentos adversos de grau 3-4. A eficácia e a segurança parecem ser um pouco melhores com os anticorpos bloqueadores de PD-1 ou PD-L1 do que com o anticorpo CTLA-4. No entanto, como o CTLA-4 demonstrou uma eficácia aditiva (e efeitos secundários) quando combinado com um anticorpo bloqueador do PD-L1, é provável que passe a fazer parte dos tratamentos, especialmente em doentes com bom estado geral. Não há sinais de segurança disponíveis, mas a maioria dos efeitos secundários atenuou-se com o tempo. Os efeitos secundários mais comuns incluem reacções cutâneas, colite, perturbações endócrinas, hepatite e acontecimentos adversos neurológicos. Os efeitos adversos surgem geralmente 3-7 semanas após o tratamento e podem prolongar-se por muitas semanas. Por vezes, têm sido utilizadas doses elevadas de corticosteróides, mas até à data a mortalidade relacionada com o medicamento tem sido baixa. Prevê-se que nos próximos meses sejam aprovadas pelos organismos reguladores dos medicamentos para vários tipos de cancro. O potencial é enorme. Por exemplo, conforme apresentado na reunião da ESMO, Madrid 2014, o pipeline de uma empresa farmacêutica (Bristol-Mayer-Squibb) incluía o seguinte: CNS, gástrico, mCRC, HCC avançado, RCC avançado, próstata, ovário, NSCLC, SCLC, melanoma, linfoma folicular e outros tumores hematológicos, bem como tumores sólidos avançados. Embora no futuro os inibidores dos pontos de controlo venham a ser utilizados em muitos cancros diferentes, é também provável que a sua utilização comece mais cedo (pelo menos se o custo não for um problema). Atualmente, já se considera a possibilidade de tratamento antes da cirurgia.

Embora dois receptores inibidores das células T (CTLA-4 e PD-1) tenham sido alvo de ensaios aleatórios positivos, estão a ser investigados novos alvos promissores (especialmente TIM-3 e LAG-3). Agora que os "travões" podem ser desactivados, há também um grande número de receptores de células T (incluindo CD26, OX40 e CD137) a serem testados para ativar o "pedal do acelerador". De um modo geral, as imunoterapias têm funcionado especialmente bem no melanoma. A razão para isso é explicada (de momento) principalmente pela natureza imunológica do melanoma e pelo grande número de mutações observadas no melanoma em comparação com muitos outros cancros (Vogelstein et al. 2013). Um maior número de mutações significa que o tecido maligno tem mais probabilidades de ser reconhecido pelo sistema imunitário e, por conseguinte, a libertação dos travões das células T conduz mais provavelmente à regressão do tumor do que os tumores que podem não ser tão bem reconhecidos pelo sistema imunitário. Como demonstrado no estudo IV, as biópsias do tumor apresentam quantidades variáveis de células imunológicas. A análise destas células, ou mesmo apenas a sua quantidade, pode dar uma pista sobre o tipo de tratamento imunitário de que este doente poderá necessitar. Na ausência de células T, o vírus oncolítico pode ser a ferramenta correta, ou a combinação do vírus oncolítico com inibidores do ponto de controlo pode ser racional.

A regressão completa e duradoura do cancro observada em doentes com melanoma metastático que receberam transferência de células por adoção (ACT) demonstrou a eficácia desta abordagem no tratamento do cancro (Rosenberg 2011). No caso de órgãos não necessários (por exemplo, próstata, mama, tiroide, ovário), poderá ser mais fácil visar e destruir as células normais e cancerosas. A viabilidade desta abordagem foi demonstrada no caso do linfoma/leucemia (Kochenderfer e Rosenberg 2013). Outra opção é visar **os antigénios do cancro-testículo**, que são um grupo de proteínas expressas durante o desenvolvimento fetal e silenciadas epigeneticamente depois disso. No entanto, em 20-80% dos cancros epiteliais comuns (por exemplo, bexiga, pulmão, ovário e fígado), são novamente expressos. Por exemplo, o NY-ESO-1 parece ser expresso apenas em cancros e não em tecidos normais. Assim, as células T que visam este antigénio mostraram regressões dramáticas em doentes com sarcoma de células sinoviais metastático e melanoma metastático, enquanto outros tipos de cancro estão a ser investigados (Robbins et al. 2011). Embora existam mais de 100 antigénios cancro-testículo, alguns podem ter uma expressão baixa em tecidos normais ou pode haver reatividade cruzada. Por conseguinte, é necessária uma análise cuidadosa para evitar a toxicidade. Estes antigénios podem também ser utilizados como possíveis alvos em futuros tratamentos do cancro.

Muitos vírus podem ser utilizados na imunoterapia contra o cancro e alguns dos mais promissores já foram discutidos (capítulos 3.4 e 3.5). Para mim, o adenovírus em geral e o serotipo 3 em particular parecem promissores. Embora todos os adenovírus sejam eficazes a causar inflamação e possam gerar um sinal de perigo potente, estimulando o sistema imunitário, o serotipo 3 pode também ter algumas outras vantagens que não estão presentes no serotipo 5, mais comummente utilizado. Foi demonstrado que o serotipo 3 do adenovírus pode utilizar o CD80 (também conhecido como B7.1) e o CD86 (também conhecido como B7.2) como receptores de ligação celular (Short et al. 2004). Estes receptores são moléculas que estão presentes nas células dendríticas maduras e nos linfócitos B, e estão envolvidos na estimulação (via CD28) ou desativação (via CTLA4) das células T (Pardoll 2012). O CTLA4 parece ter uma afinidade global muito mais elevada para ambos os ligandos (CD80 e CD86). Sugeriu-se que a sua expressão na superfície das células T reduz a ativação das células T ao superar o CD28 na ligação ao CD80 e ao CD86, bem como ao emitir ativamente sinais inibitórios para as células T. Talvez esta seja uma das razões pelas quais o Ad3 tem mostrado resultados promissores em doentes com cancro (estudo II). No entanto, os mecanismos exactos da ação do CTLA4 ainda são objeto de um debate considerável (Pardoll 2012). Esta hipótese e os seus fundamentos imunológicos precisam de ser mais estudados. Outra explicação para os bons resultados pode ser o facto de os tumores parecerem regular positivamente o CD80/CD86 para se ligarem ao CTLA4 e para regularem negativamente a ativação das células T (Pardoll 2012). Como o adenovírus do serótipo 3 pode utilizá-los como receptores de entrada, seria de esperar uma maior eficácia. Isto foi demonstrado em experiências pré-clínicas com gliomas. Neste caso, o anticorpo monoclonal anti-CD80/CD86 foi utilizado eficazmente para bloquear a ligação do Ad5/3 (Ulasov et al. 2007).

Em conclusão, todos os cancros contêm múltiplas mutações únicas, e os progressos futuros na terapia genética do cancro resultarão provavelmente do direcionamento imunológico destas proteínas mutadas (Vogelstein et al. 2013). Tal como acontece com as terapias tradicionais contra o cancro, os melhores resultados serão provavelmente obtidos depois de se encontrarem as combinações certas. De momento, parece que os inibidores dos pontos de controlo constituirão a base sólida desta nova plataforma em evolução.

Seguem-se algumas combinações promissoras/novos alvos que poderão vir a fazer parte dos tratamentos convencionais do cancro:
INF + bloqueio do ponto de controlo (PD-1 e/ou CTLA-4)
Vírus oncolítico + bloqueio do ponto de controlo
Vírus oncolítico + terapia baseada em células T
Vírus oncolítico + bloqueio do ponto de controlo + terapia baseada em células T
Bloqueio duplo do ponto de controlo: PD-1 + CTLA-4
Bloqueio dos pontos de controlo + co-estimulação de CD137
Direcionar os receptores CD40, ICOS e CD160
PD-1 k.o. TILs ou células T CAR/TCR modificadas
Modulação de Tregs ou MDSCs
Direcionar os antigénios do cancro-testículo
Outros alvos possíveis nas células T (Mellman et al. 2011):
Receptores inibitórios de células T: CTLA-4, PD-1, TIM-3, BTLA, VISTA, LAG-3.
Receptores de células T activadoras: CD28, OX40, GITR, CD137, CD27, HVEM.

3. OBJECTIVOS DA TESE

O primeiro objetivo da tese era criar e testar pré-clinicamente um adenovírus oncolítico baseado no serótipo 3 para o tratamento do cancro humano. O objetivo seguinte foi avaliar retrospetivamente os doentes tratados com este vírus e com um vírus quádruplo modificado que produz GM-CSF. O objetivo final era avaliar a ressonância magnética e a espetroscopia como método de avaliação dos tratamentos de imunoterapia oncolítica.

Estudo I PCR, sequenciação e análises de restrição para verificar se a clonagem e a recuperação do vírus foram efectuadas como previsto. Avaliar o vírus *in vitro* e *in vivo*, a eficácia de morte celular em linhas de células cancerosas e a ausência de morte em células não cancerosas. Vários modelos animais para a atividade antitumoral. Ensaios de biodistribuição e toxicidade.

Estudo II Análise de doentes tratados com o vírus e avaliação epidemiológica retrospetiva do tipo série de casos. Eventos adversos, anticorpos neutralizantes, qPCR para a presença do vírus. Sinais de eficácia: marcadores, imagiologia, sobrevivência, exemplos de casos, anticorpos anti-tumorais. Atividade imunológica, ativação/acumulação de células T.

Estudo III Avaliação do potencial da imagem por ressonância magnética (MRI) e da espetroscopia (MRS) no contexto da imunoterapia oncolítica. Estudar se a RMN ou a MRS podem ser utilizadas como biomarcadores.

Estudo IV Avaliação de doentes tratados com uma citocina imunoestimuladora (GMCSF) armada com adenovírus oncolítico quádruplo modificado: segurança do tratamento, tolerabilidade, sinais de eficácia. Avaliação epidemiológica retrospetiva do tipo série de casos.

4. MATERIAIS E MÉTODOS

Esta secção apresenta um resumo dos materiais e métodos utilizados nos estudos. Para descrições mais pormenorizadas, consultar as publicações originais.

Linhas celulares. Neste estudo, foi utilizado um repertório de linhas celulares, como mostra a Tabela 6. No estudo I, foram utilizadas linhas celulares representativas de vários tipos de cancro importantes. A maior parte das linhas celulares são linhas de células cancerosas humanas de uso corrente. As HUVEC (células endoteliais da veia umbilical humana) e os fibroblastos foram utilizados como linhas celulares representativas de células normais. Foram também utilizadas algumas linhas de células cancerosas de hamster (Estudo III e IV), uma vez que, com o modelo do hamster sírio, foi possível estudar melhor os efeitos imunológicos. As linhas celulares foram, na sua maioria, adquiridas comercialmente (ATCC, Manassas, VA) ou recebidas como ofertas de outros grupos. Também foram utilizadas células primárias de seres humanos.

Tabela 6. *Linhas celulares utilizadas nesta tese*

Linha celular	Estudo	Descrição/referência/outros
911-1C11	I	Células especiais para recuperação de Ad3 e cultura de vírus não-replicantes. Manter em 1mg/ml de G418 para selecionar as células resistentes à neomicina. (Fleischli et al. 2007)
293-2v6.11	I	Células especiais para recuperação de Ad3 e cultura de vírus não-replicantes. Alberga um E4orf6 induzível por ponansterona (Sirena et al. 2005) (Brough et al. , 1996)
FSH173WE	I	Fibroblastos humanos (não malignos)
HUVEC	I	Células endoteliais da veia umbilical humana (não malignas)
Skov3-luc	I	CA do ovário humano. A luciferina de pirilampo emite fotões após a administração de luciferase e pode ser visualizada in vitro e in vivo
Skov3.ip1	I, IV	Adeno CA de ovário humano
PC3-MM2	I, IV	CA de próstata metastático refratário a hormonas humano
A549	I., IV	Pulmão humano CA
CAMA-1	I	Adeno CA de mama humana
293	I	Células renais embrionárias humanas
LNM-35/EGFP	I	Sublinha metastática linfagénica humana de CA de grandes células do pulmão
PANC-1	I	Pâncreas humano CA
HTC116	I	CA colorrectal humano
ACHN	I	Célula renal humana CA
TF-1	IV	Células de eritroleucemia dependentes de GMCSF
HapT1	III, IV	Cancro do pâncreas do hamster
DDT1-MF-2	III	Leiomiossarcoma de hamster

Construções de adenovírus. As construções de adenovírus são apresentadas no quadro 7. Utilizámos o adenovírus de tipo selvagem dos serotipos 3 e 5. Utilizámos também versões não replicativas e competentes em termos de replicação destes vírus que tinham um transgene transluminante (luciferase, luc ou proteína de fluorescência verde, GFP) clonado no vírus. Estes vírus podiam ser visualizados *in vitro* e/ou *in vivo*. Foram também utilizados vírus do serotipo 5, mas o botão da fibra (o principal recetor primário de ligação) era do serotipo 3 (construções Ad5/3). A maioria dos vírus oncolíticos foi clonada no nosso laboratório, enquanto alguns vírus foram recebidos de outros grupos.

Tabela 7. *Vírus utilizados nesta tese*

	Serotipo	Serotipo da	Direcionamento	Especificidade tumoral	Armar
Ad5 wt	5	5	CARRO	nenhum	nenhum
Ad5-D24-GMCSF (Cerullo et al.)	5	5	CARRO	deleção de 24 pb em E1A)^2	GMCSF

	5	3			
Ad5/3-luc1 (Bilbao et al. 2000)	5	3	Parcialmente DSG-2)[1]	vírus com deficiência de replicação	luciferase para imagiologia
Ad5/3-D24 (Kanerva et al. 2003)	5	3	Parcialmente DSG-2)[1]	deleção de 24 pb em E1A)[2]	nenhum
Ad5/3-D24-GMCSF (Koski et al.)	5	3	Parcialmente DSG-2)[1]	deleção de 24 pb em E1A)[2]	GMCSF
Ad5/3-hTERT-E1A (Bauerschmitz et al. 2008)[4]	5	3	Parcialmente DSG-2[1]	hTERT	nenhum
Ad5/3-E2F-D24-GMCSF (Hemminki et al. 2014)	5	3	Parcialmente DSG-2[1]	Promotor E2F1 e deleção de 24 pb em E1A [2]	GMCSF
Ad3 wt (Fleischli et al. 2007)	3	3	DSG-2	nenhum	nenhum
Ad3-hTERT-E1A (Hemminki et al. 2012)	3	3	DSG-2	Promotor hTERT)[3]	nenhum
Ad3-CMV-eGFP (Fleischli et al. 2007)	3	3	DSG-2	vírus com deficiência de replicação	eGFP para imagiologia
Ad3-CMV-luciferase (Fleischli et al. 2007)	3	3	DSG-2	vírus com deficiência de replicação	luciferase para imagiologia
Ad3-GFP (Wang et al. 2011)	3	3	DSG-2	nenhum	GFP para imagiologia
wtAd3 (Wang et al. 2011)	3	3	DSG-2	nenhum	nenhum

[1] *Estudos in vitro sugerem que alterar apenas o botão do serótipo não é suficiente para obter uma ligação de elevada afinidade ao DSG-2 (Wang et al. 2011) (Rosewell 2012)*
[2] *Replicação em células com uma via Rb/p16 defeituosa (uma caraterística do cancro)*
[3] *Replicação em células com telomerase ativa (uma caraterística do cancro)*
[4] *Designada aqui como Ad5/3-hTERT-gp*

Clonagem de vírus. Embora a clonagem de um vírus modificado possa ser certamente problemática, o princípio básico é relativamente simples e, por vezes, a clonagem e os vírus bem sucedidos podem ser efectuados em apenas alguns meses por uma única pessoa. Tudo começa com o planeamento racional e, para isso, é necessário conhecer a sequência de ADN. Atualmente, a sequenciação é relativamente barata, permitindo infinitas possibilidades. Normalmente, é utilizado um BAC (cromossoma artificial bacteriano). Neste caso, o ADN do adenovírus é armazenado num grande plasmídeo, que pode ser multiplicado em bactérias e o ADN pode ser purificado. Normalmente, uma grande quantidade de ADN puro é essencial para uma clonagem bem sucedida. Existem cerca de cem enzimas diferentes que cortam o ADN a partir de determinados locais, por exemplo, a sequência GAATTC é reconhecida e cortada pela enzima de restrição EcoRI, se presente. Atualmente, é relativamente comum encomendar sequências de ADN (normalmente fornecidas num plasmídeo mais pequeno) a diferentes empresas, uma vez que as peças de ADN feitas à medida tendem a ser relativamente baratas. Assim, a produção tradicional de inserções com base na PCR está a tornar-se mais invulgar. Enquanto outras enzimas são usadas para cortar, outras são usadas para "colar" as peças. Com toda a simplicidade, precisamos do ADN viral inicial, de um pedaço que será inserido e de algumas enzimas. Finalmente, quando o ADN está pronto, é entregue às células, onde o ADN transforma a célula infetada numa fábrica de vírus.

O ensaio de citotoxicidade *in vitro* é um ensaio comummente utilizado quando é necessário avaliar a morte de células por vírus. Utilizámos este ensaio especialmente no estudo I, mas também nos estudos II-IV. Neste caso, são colocadas aproximadamente 10 000 células/poço numa placa de 96 poços. No dia seguinte, as células são infectadas com diferentes concentrações de vírus (por exemplo, 0,1-100 partículas de vírus por célula). A infeção é geralmente efectuada em triplicados/quadruplicados. As placas são então observadas diariamente e os meios de cultura são mudados, se necessário. Dependendo da linha celular e do vírus, alguns dias mais tarde a viabilidade celular é analisada com um ensaio MTS. É adicionada uma substância às células e, se ainda estiverem vivas, as mitocôndrias das células absorvem a substância adicionada, o que pode ser visualizado alguns minutos mais tarde com um leitor de placas automatizado.

Ensaio de infecciosidade progressiva. Após a produção de um stock de adenovírus em grande escala, a qualidade e a quantidade destes vírus são normalmente avaliadas através de dois métodos. Em primeiro lugar, é feita uma leitura ótica do stock diluído e, como o ADN absorve a luz a 260 nm de comprimento de onda, é possível contar uma aproximação da quantidade de vírus. Em seguida, efectua-se normalmente um ensaio de PFU. Incubam-se diferentes diluições do stock de vírus com células da linha celular 293 e, cinco dias depois, lêem-se as placas e obtém-se uma aproximação da quantidade de vírus. Quando o valor PFU é comparado com a leitura ótica, obtém-se uma aproximação da qualidade. Este sistema foi validado para os vírus do serótipo 5. No entanto, os nossos estudos mostraram que o serotipo 3 parece entrar nas células, replicar-se e matar as células de uma forma algo diferente. Assim, criámos um ensaio a que chamámos ensaio de infecciosidade progressiva. Acreditamos que este ensaio pode ser melhor para avaliar a qualidade e a quantidade de vírus do serotipo 3 do que o ensaio PFU validado para os vírus do serotipo 5. Neste ensaio, não há terminação no dia 5. As diluições de vírus nas placas são observadas em intervalos de alguns dias até não se observar mais morte celular. O meio de cultura é alterado ou adicionado quando necessário. A concentração mais baixa que mata as células representa uma diluição em que o vírus funcional está presente.

Foram utilizadas **experiências em animais** em todos os estudos (I-IV). Na maioria dos estudos, várias células cancerígenas humanas foram injectadas (s.c. ou i.p.) em ratinhos imunocomprometidos. As células cresceram até se tornarem tumores mensuráveis em alguns dias ou em algumas semanas. Em seguida, foram efectuados tratamentos com vírus e o crescimento do tumor foi medido por vários métodos (medição manual, imagiologia com luciferase, imagiologia MRI/MRS). Foram também utilizados ratinhos imunocompetentes em experiências em que não eram necessárias linhas de células tumorais humanas (por exemplo, quando se avaliou a biodistribuição e a toxicidade do vírus ou os anticorpos neutralizantes). Finalmente, nos dois últimos estudos (III-IV), foi utilizado o modelo do hamster sírio. O serótipo 5 do adenovírus replica-se, em certa medida, neste modelo imunocompetente, ao contrário do que acontece com os ratinhos. Assim, o cancro do hamster pode ser tratado com vírus oncolíticos humanos num modelo imunocompetente.

Análises estatísticas. O teste T de Student foi, de longe, o método estatístico mais utilizado (estudos I-IV), enquanto o teste não paramétrico de Mann-Whitney e o teste F foram também utilizados no estudo I com a ajuda de um estatístico.

As experiências com anticorpos neutralizantes foram utilizadas sob várias formas nos estudos I-II e IV. A ideia básica, tal como definida pela serotipagem clássica dos vírus, é que, quando um ser humano/animal imunocompetente toma contacto com um vírus de um determinado serótipo, produz, algumas semanas mais tarde, anticorpos neutralizantes contra esse serótipo. Estes anticorpos podem ser recolhidos por venesecção e, além disso, o aquecimento dos anticorpos séricos pode ser experimentado *in vitro* e *in vivo*. Quando os anticorpos estão presentes em quantidade suficiente, neutralizam o vírus e a infeção (pelo menos *in vitro*) é bloqueada. Este bloqueio é específico do serótipo.

O ensaio **ELISPOT (Human interferon-gamma enzyme-linked immunosorbent spot)** foi utilizado quando avaliámos as respostas das células T tumorais a partir do sangue periférico (estudo II, IV). As PBMC (células mononucleares do sangue periférico) foram isoladas por centrifugação em gradiente (Percoll, Sigma). De seguida, seguiu-se o protocolo da Mabtech. Em resumo, as PBMC foram colocadas em placas e estimuladas com vários péptidos. Normalmente, as células eram estimuladas com péptidos virais ou associados a tumores, e as células T reactivas (as que produziam interferão-gama) formavam manchas na placa após a coloração e podiam ser contadas.

A histologia e a imunohistologia foram utilizadas em todos os estudos. Por vezes, foram analisados órgãos normais, mas, mais tipicamente, os tumores foram colhidos, parafinizados, criotomizados, corados e analisados. Embora a coloração com hematoxilina-eosina fosse a rotina, foram utilizadas muitas colorações diferentes para obter informações, especialmente a partir de alterações imunológicas. A calprotectina foi utilizada com sucesso para indicar a atividade imunológica, e várias colorações de CD iluminaram os processos no local do tumor. Embora a coloração fosse por vezes efectuada por nós, os resultados eram analisados por um patologista.

A qPCR e a PCR foram utilizadas em todos os estudos (I-IV), as condições e os primers estão descritos nos artigos.

A sequenciação foi utilizada para controlar os resultados da clonagem. Os iniciadores com o ADN do vírus foram levados para a unidade de sequenciação.

Programa de Acesso a Terapia Avançada (ATAP). Os doentes descritos nesta tese (estudos II-IV) foram tratados no âmbito do programa ATAP. No estudo II-IV, discutimos os tratamentos de 42 doentes e concentramo-nos em dois vírus, enquanto o número total de doentes tratados no programa ATAP foi de 290 e foram utilizados 10 vírus diferentes. A diferença entre um ensaio e um tratamento (Hemminki 2015) é apresentada no quadro 8.

Quadro 8

Julgamento	Tratamento
Protocolo pré-determinado	Doentes tratados caso a caso
Critérios de inclusão rigorosos	Não existem critérios absolutos de inclusão ou de exclusão
Por vezes é incluído um placebo	Sem placebo
Pode envolver intervenções sem benefício para o doente, por exemplo, biópsias	Só são efectuados os procedimentos diretamente relevantes para o doente
Pode ter um patrocinador com interesses comerciais	Custo pago pelo doente, pela comunidade, pelo
Os ensaios clínicos são altamente regulamentados e muito dispendiosos	Aplicam-se poucos regulamentos (559/1994, 15§ na Finlândia), exceto no que se refere às "terapias avançadas" (UE 1394/2007)
Pode beneficiar a sociedade e facilitar a disponibilização de produtos a milhões de pessoas	Objetivo de ajudar o doente
Pode ou não beneficiar o doente	Benefício limitado para a sociedade

O ATAP foi criado para oferecer tratamentos com vírus oncolíticos a doentes que não tinham acesso a ensaios clínicos (Hemminki 2012). Baseia-se no Regulamento da Comissão Europeia relativo às Terapias Avançadas (CE/1394/2007), que determina as regras para a utilização de produtos de terapia genética e celular por cada doente. Por um lado, o objetivo era aplicar a regulamentação numa área onde esta não existia anteriormente. Por outro lado, o progresso científico e médico foi incentivado. No ATAP, cada doente é monitorizado em termos de segurança, eficácia e sobrevivência. Todos os dados são comunicados em revistas especializadas e à autoridade reguladora finlandesa (FIMEA). Embora os novos medicamentos impliquem sempre um certo fator de risco, o ATAP tenta equilibrar esse fator com o risco de morte representado por tumores incuráveis e em progressão (Hemminki 2012).

No total, foram utilizados 10 vírus diferentes num total de 290 doentes que tinham uma doença incurável com as terapias actuais. O doente típico apresentava um tumor em progressão após terem sido esgotadas todas as terapias de rotina. Cada um dos 821 tratamentos foi concebido individualmente, recorrendo normalmente à injeção intratumoral guiada por ultra-sons ou tomografia computorizada. Foram também utilizadas injecções intrapleurais, intraperitoneais e intravenosas, consoante a localização dos tumores dos doentes.

A população de doentes no ATAP assemelha-se a uma população típica de Fase 1, na medida em que os doentes têm tumores sólidos avançados incuráveis que progridem após tratamentos de rotina e, de facto, a maioria dos doentes passou por vários regimes de quimioterapia. Os doentes assinam o consentimento informado. Após o tratamento, os doentes são monitorizados durante 24 horas no hospital e, posteriormente, em ambulatório. Conforme exigido pela filosofia da terapia individualizada, cada doente foi tratado de acordo com os nossos melhores conhecimentos, tendo em conta o que sabíamos sobre a sua doença, o que tínhamos aprendido sobre os nossos vírus no laboratório e em animais e - provavelmente o mais importante - com os doentes anteriores. Cada doente ensinava-nos alguma coisa e, por vezes, um doente ensinava-nos mais do que mil ratos. A ATAP tinha apenas um objetivo: tentar ajudar o doente. No entanto, como profissionais médicos, estávamos interessados nos resultados e nas formas de os melhorar, pelo que tentámos aprender o máximo possível. Os critérios de inclusão não vinculativos para o ATAP estão descritos na tabela 9.

Tabela 9. *Diretrizes não vinculativas para a inclusão de doentes na ATAP*

Critérios de inclusão	Critérios de exclusão
- Tumor sólido - Doença refractária = tratamentos falhados para os quais existem provas científicas sólidas - Bom estado de desempenho: OMS 0-2 (3-4 também são seguros, mas a eficácia parece ser menor) - Consentimento informado por escrito	- Metabolismo cerebral ou glioma confirmados - Transplante de órgãos, VIH - Doença cardiovascular, metabólica ou pulmonar grave - Bilirrubina sérica elevada - AST ou ALT séricas > 3x o normal - Trombócitos <75

Todos os vírus (ver quadro 10) utilizados no ATAP foram concebidos para atuar na maioria dos tumores e são vírus de segunda ou terceira geração - portanto, competentes em termos de replicação e alguns vírus são também armados. Cada vírus foi cuidadosamente testado a nível pré-clínico antes do tratamento dos doentes. Todos estes vírus foram concebidos de modo a que a replicação ocorra principalmente em células tumorais (promotores hTERT, Cox2 e E2F ou deleção D24, ou combinação destes). Estas modificações tornam os vírus mais seguros (Toth e Wold 2010). No entanto, rapidamente se descobriu que a segurança em doentes com todas as construções era boa, e também se tornou relativamente rápido perceber que a oncólise por si só não era suscetível de curar doentes com tumores avançados. Assim, melhorar a seletividade parecia menos importante do que melhorar a eficácia. Por isso, passámos rapidamente para vírus armados e para a utilização de fármacos como a ciclofosfamida em dose baixa - útil para contrariar as células T reguladoras - para aumentar a eficácia.

Foram efectuadas várias modificações no capsídeo do vírus para conseguir uma melhor transdução das células tumorais, uma vez que a regulação negativa do CAR é sugerida como um problema nos tratamentos com vírus oncolíticos (Hemminki et al. 2011). Alguns dos vírus foram direcionados para as integrinas e outros para o recetor Ad3, alterando o botão da fibra do vírus Ad5 para um botão Ad3 (vírus Ad5/3). Sugere-se que as integrinas (Pesonen et al. 2012) e os receptores do serótipo 3 (Wang et al. 2011; Hemminki et al. 2012) (DSG-2) sejam abundantes nos tecidos tumorais dos doentes, pelo que se previa uma melhor eficácia com estes vírus. Por fim, foi criado um adenovírus oncolítico completamente serotipado 3 (Ad3-hTERT-E1A, estudo I, II) para evitar a imunidade anti-Ad5 e conseguir uma ligação mais forte ao DSG-2. Os bons resultados associados a este vírus desarmado parecem sugerir que o Ad5 pode não ser o único serótipo viável para a terapia do cancro. Um aspeto particularmente atrativo da ligação ao DSG-2 é a sinergia com anticorpos monoclonais (Wang et al. 2011). Os nossos dados preliminares relativos a doentes parecem corroborar a noção de que isto seria interessante para um teste formal (ver estudo II, quadro 4, doentes tratados com trastuzumab concomitante).

Tabela 10. *Vírus utilizados no ATAP*

	Serotipo	Direcionamento	Especificidade tumoral	Armar
Ad5-D24-GMCSF (Cerullo et al.)	5	CARRO	Deleção de 24 pb em E1A)[2]	GMCSF
Ad5-RGD-D24 (Pesonen et al. 2012)	5	CAR e Integrinas	Deleção de 24 pb em E1A)[2]	Não
Ad5-RGD-D24-GMCSF (Pesonen et al. 2012)	5	CAR e Integrinas	deleção de 24 pb em E1A)[2]	GMCSF
ICOVIR-7 (Nokisalmi et al. 2010)	5	CAR e Integrinas	Promotor E2F1 e deleção de 24 pb em E1A)[2]	Não
Ad5/3-Cox2L-D24 (Bauerschmitz et al. 2006)	5	Parcialmente DSG-2[1)]	Promotor Cox2L e deleção de 24 pb em E1A[2)]	Não
Ad5/3-D24-GMCSF (Koski et al.)	5	Parcialmente DSG-2)[1]	Deleção de 24 pb em E1A)[2]	GMCSF
Ad5/3-hTERT-hCD40L (Bauerschmitz et al.)	5	Parcialmente DSG-2)[1]	Promotor hTERT)[3]	CD40L
Ad5/3-E2F1-D24-GMCSF (Ranki 2012)	5	Parcialmente DSG-2)[1]	Promotor E2F1& deleção de 24 pb em E1A)[2]	GMCSF
Ad5/3-D24-hNIS (Rajecki et al. 2011)	5	Parcialmente DSG-2)[1]	Deleção de 24 pb em E1A)[2]	hNIS
Ad3-hTERT-E1A (Hemminki et al. 2012)	3	DSG-2	Promotor hTERT)[3]	Não

[1] *Estudos in vitro sugerem que alterar apenas o botão do serótipo não é suficiente para obter uma ligação de elevada afinidade ao DSG-2 (Wang et al. 2011) (Rosewell 2012)*
[2] *Replicação em células com uma via Rb/p16 defeituosa (uma caraterística do cancro)*
[3] *Replicação em células com telomerase ativa (uma caraterística do cancro)*

Foram recolhidas as reacções adversas de todos os doentes tratados. Normalmente, os doentes apresentavam sintomas semelhantes a gripes que melhoravam por si próprios em alguns dias. A dor no local da injeção e a leucocitopenia também foram frequentemente observadas. Esta última, e em particular a "linfopenia", pode de facto refletir a redistribuição de glóbulos brancos do sangue para os órgãos-alvo, incluindo os tumores, pelo que não constitui um acontecimento adverso, mas faz de facto parte do mecanismo da terapêutica. Pensa-se que a ligeira diminuição da hemoglobina observada no dia seguinte esteja relacionada com os líquidos que os doentes receberam após o tratamento. Outra explicação possível é que o vírus se liga aos eritrócitos e alguns deles são subsequentemente eliminados pelo sistema endotelial reticular (Seiradake et al. 2009). Em contraste com a administração de doses elevadas em modelos animais, as enzimas hepáticas raramente se elevaram. Em geral, os tratamentos foram considerados seguros e bem tolerados.

O tratamento de cada doente no ATAP foi concebido com base em toda a informação acumulada até então. Desta forma, o ciclo da bancada à cabeceira da cama e vice-versa tornou-se extremamente rápido, uma vez que, basicamente, cada doente representava um ciclo do processo. De facto, o ciclo era frequentemente um atalho da cabeceira para a cabeceira seguinte. Pelo contrário, com os ensaios de fase I (para aqueles que têm dinheiro para os efetuar), cada ciclo demora normalmente vários anos. Se o plano de tratamento não for considerado ótimo, pode ser difícil corrigi-lo durante o ensaio, o que conduz a resultados insatisfatórios e, em alguns casos, à exposição dos doentes a medicamentos ineficazes. Assim, o processo de aprendizagem mais rápido é do interesse dos doentes que não têm anos para esperar que os tratamentos de ponta estejam disponíveis nas farmácias. Os 4,5 anos do ATAP foram um período empolgante, uma vez que vimos a abordagem melhorar rapidamente. Ao mesmo tempo, acreditamos que ajudámos muitos doentes individuais a combater a sua doença mortal. No futuro, acreditamos que é mais provável que sejamos capazes de planear ensaios bem sucedidos e, assim, minimizar a exposição dos doentes a intervenções ineficazes. Um aspeto fundamental do ATAP, no entanto, é o facto de se centrar em cada doente. São necessários ensaios formais para corroborar os resultados e, em particular, estudos aleatórios seriam essenciais para avaliar a magnitude do benefício, caso exista.

5. RESULTADOS E DISCUSSÃO

Estudo I

Antecedentes do estudo I. As publicações que descrevem as tentativas de tratamento do cancro com vírus datam de há cem anos. Só em metade desse tempo é que os pioneiros neste domínio conseguiram purificar, cultivar e, finalmente, visualizar os vírus. Os avanços na tecnologia molecular durante a última década permitiram aos cientistas manipular o genoma dos vírus e de outros organismos. No domínio da terapia genética, o adenovírus 5, o adenovírus mais conhecido, foi manipulado racionalmente de muitas formas diferentes. Foram eliminados e inseridos genes, alguns vírus podiam replicar-se e outros não. Alguns vírus foram armados com citocinas e outros genes que poderiam ser terapêuticos. Um número crescente de dados sugeria, contudo, que havia um grande problema na utilização do adenovírus do serótipo 5 na terapia genética do cancro, uma vez que o recetor primário deste vírus era geralmente baixo no cancro avançado (Kanerva et al. 2002; Volk et al. 2003). A primeira solução para este problema foi a utilização de vírus quiméricos. Estes vírus tinham uma região de fibra knob de outro vírus. Uma modificação potente foi o vírus quimérico Ad5/3, em que o botão era proveniente do adenovírus do serótipo 3. Este vírus demonstrou ser mais potente na morte de células cancerígenas em muitas publicações (Kanerva et al. 2002; Volk et al. 2003; Bauerschmitz et al. 2006; Koski et al. 2010). No entanto, parecia que um vírus oncolítico totalmente de serótipo 3 poderia ser ainda melhor, e também a resposta imunológica deveria ser diferente, uma vez que todo o vírus é de outro serótipo. Em 2005, foi publicada a sequência deste vírus, o que permitiu a conceção racional do novo vírus. O serótipo 3 contém apenas 63% do genoma idêntico ao do vírus do serótipo 5, pelo que se esperavam muitas outras diferenças. O recetor primário não era conhecido nesta altura, mas uma massa de dados sugeria que deveria ser altamente expresso no cancro avançado (Tuve et al. 2006). No estudo I, construímos provavelmente o primeiro adenovírus oncolítico não baseado no sorotipo 5, o Ad3-hTERT-E1A. A replicação deste vírus é controlada por um promotor da transcriptase reversa da telomerase humana (hTERT). A atividade da telomerase é considerada um passo crítico na carcinogénese e acredita-se que a maioria dos tumores tem uma atividade elevada da telomerase (Fujiwara et al. 2007). A replicação do Ad3-hTERT-E1A deve, portanto, restringir-se às células cancerosas.

    Experiências *in vitro*. Após a clonagem do backbone da construção Ad3-hTERT-E1A, o vírus foi preparado. O ADN foi transfectado para células 911-1c11 e a amplificação subsequente foi efectuada em células 293-2v6-11. A amplificação final em grande escala foi então realizada em células A549 (cancro do pulmão) comummente utilizadas. Nas nossas mãos, a cinética da replicação do vírus pareceu ser mais lenta do que com o vírus do serótipo 5 comummente utilizado. Enquanto os vírus Ad5 causaram CPE (efeito citopático, uma alteração típica da morfologia celular induzida pelo adenovírus, observada ao microscópio) em alguns dias, o vírus do serótipo 3 pareceu precisar de muito mais tempo. O ciclo de replicação mais lento pode dever-se às alterações genéticas efectuadas no vírus (inserção do promotor hTERT no lugar do promotor naive da região E1A). No entanto, o serotipo 3 de tipo selvagem apresentou a mesma cinética nas nossas experiências. A cinética mais lenta não foi notada pelos nossos colegas de Zurique ou Seattle que também trabalhavam com o adenovírus 3. Ainda hoje, a razão para esta descoberta é pouco clara. No entanto, a razão pode ser devida às partículas dodecaédricas produzidas em excesso maciço (Lu et al. 2013) pelo vírus do serótipo 3. Pode ser que a purificação por gradiente de clorito de césio que realizámos tenha resultado na recolha principalmente do vírus Ad3 ou principalmente dos dodecaedros, enquanto a purificação noutros grupos pode levar à recolha de outros compartimentos. Também a quantificação do vírus purificado pode afetar os resultados. Decidimos utilizar a quantificação ótica (baseada nas interações entre a luz e o ADN; os dodecaedros não contêm ADN), embora existam outras formas de quantificar a quantidade de vírus por volume; por exemplo, unidades formadoras de placas. Analisámos o vírus de muitas formas diferentes, incluindo PCR, qPCR, análises de restrição, microscopia eletrónica e até foi criado para o vírus um novo ensaio chamado ensaio de infecciosidade progressiva. Também levámos o vírus para o laboratório do Hospital Universitário para ser quantificado pelo seu sistema qPCR que deveria reconhecer o adenovírus do serótipo 3. Por alguma razão, os resultados foram negativos. Mais tarde, tornou-se evidente que o qPCR do hospital não era adequado para detetar o serótipo 3 e precisava de ser recalibrado. Finalmente, após alguns anos de aprendizagem e um grande número de experiências, ficámos confiantes de que tínhamos realmente o produto certo.

    Potência oncolítica do Ad3-hTERT-E1A. Foram utilizadas monocamadas de diferentes linhas de células cancerosas para avaliar a potência de morte das células cancerosas dos vírus do serótipo 3. O Ad3 de tipo selvagem e o vírus Ad3-hTERT-E1A modificado foram capazes de matar todas as linhas de células cancerosas testadas *in vitro* (próstata, pulmão, cólon, ovário, pulmão, mama, pâncreas). Não se observou qualquer diferença significativa entre o vírus de tipo selvagem e o vírus oncolítico, o que sugere que a engenharia do vírus não abrandou ou desactivou o vírus. A morte de células de linhas celulares não malignas (que representam células normais) foi significativamente reduzida com o vírus Ad3-hTERT-E1A oncolítico em comparação com o vírus de tipo selvagem, o que sugere a segurança da modificação. O trabalho *in vivo* indicou, portanto, que o vírus parece funcionar como projetado. Mantém a sua eficácia na morte de células cancerígenas em comparação com o tipo selvagem, enquanto nas células normais a capacidade de matar células é reduzida, tornando assim o vírus mais seguro do que o tipo selvagem. Esta pode ser uma caraterística importante, embora não se saiba que o adenovírus de tipo selvagem 3 cause mortalidade em adultos saudáveis. A quantidade de vírus utilizada e o desequilíbrio imunológico em doentes com cancro podem, no entanto, representar um maior risco de complicações.

Experiências *in vivo*. A potência oncolítica do Ad3-hTERT-E1A foi testada em ratinhos com xenoenxertos de cancro da próstata (PC-3MM2) ou de cancro do pulmão (A549) por via subcutânea. Foi observada uma clara redução do crescimento tumoral em comparação com os animais tratados com PBS. É interessante notar que, embora *in vitro* o vírus parecesse um pouco mais lento do que os controlos baseados no serótipo 5, as experiências *in vivo* indicaram que o serótipo 3 era um pouco melhor do que os controlos. Como os tumores subcutâneos podem não ser os melhores substitutos do cancro humano, utilizámos também um modelo de cancro do ovário ortotrópico (SKOV3-luc). Neste caso, as células tumorais produtoras de luciferase foram injectadas no peritoneu para induzir uma carcinomatose disseminada intraperitoneal que podia ser visualizada. Foram observados resultados semelhantes aos dos modelos subcutâneos. Curiosamente, um dos seis ratinhos tratados com o Ad3-hTERT-E1A parecia estar completamente curado, uma vez que não foi detectado qualquer sinal aos 120 dias. A autópsia também foi considerada normal. Uma caraterística interessante do modelo intraperitoneal foi o facto de as injecções de vírus no peritoneu terem sido administradas nos três primeiros pontos de imagem (dias 3, 7 e 14). Foi detectada uma clara redução do sinal após a primeira injeção, tendo sido observado algum benefício adicional após a segunda injeção, enquanto a terceira injeção parecia perder o seu efeito. Acreditamos que isto se deve a mecanismos de resistência intracelular não bem compreendidos e pode ser explicado com alterações na sinalização do interferão (Liikanen et al. 2011). Como última experiência do estudo I, quisemos demonstrar que os anticorpos neutralizantes contra o serotipo 5 bloqueariam a infeção pelo serotipo 5, mas não pelo serotipo 3. Criámos anticorpos em ratinhos imunocompetentes contra o vírus do serotipo 5 e recolhemos o soro após um mês. Mais tarde, o soro aquecido foi utilizado no modelo intraperitoneal descrito acima. O soro bloqueou o efeito antitumoral do vírus do serotipo 5 e, em parte, também o efeito do vírus quimérico 5/3. Como esperado, não se registou qualquer bloqueio do Ad3- hTERT-E1A com o soro anti-Ad5.

Estudo II

Contexto do estudo II. Os ensaios pré-clínicos sugeriram que o Ad3-hTERT-E1A é um vírus potente com replicação controlada por um promotor da telomerase, o que proporciona uma segurança acrescida. Um serótipo totalmente novo na viroterapia oncolítica poderia ser benéfico, uma vez que a imunidade anti-viral poderia restringir a eficácia da utilização repetida do serótipo 5. Outras publicações sugeriram que o vírus do serótipo 3 tem também outras capacidades potencialmente importantes, como a indução da transição epitelial-mesenquimal, a abertura das junções estreitas e a revelação de receptores importantes que podem potenciar a utilização de, por exemplo, Herceptina e Erbitux (Beyer et al. 2011). Embora, em teoria, a transição epitelial para mesenquimal possa representar um risco de gerar metástases, a comunidade científica não forneceu, tanto quanto sabemos, quaisquer provas ou sinais nesse sentido. Uma publicação também indicou que o vírus poderia potenciar o efeito da quimioterapia (Beyer et al. 2012). Foi descoberto o recetor do Ad3, que se sabe ser elevado em tumores avançados (Tuve et al. 2006; Wang et al. 2011). Sabe-se também que o Ad3 se liga ao CD80/CD86 nas células apresentadoras de antigénios. Por outro lado, o CD80/CD86 liga-se ao CTLA-4 (alta especificidade) e ao CD28 (baixa especificidade), desempenhando um papel importante tanto na ativação das células T como na indução de tolerância. Assim, em teoria, o Ad3 pode afetar o sistema imunitário também diretamente através da ligação mediada por CD80/86.

Parte pré-clínica do estudo II

Experiências de biodistribuição e toxicidade no estudo II. Antes de iniciar o tratamento dos doentes, queríamos obter mais informações sobre o vírus num modelo imunocompetente. Nas experiências de biodistribuição, os ratinhos foram injectados por via intravenosa com o vírus do serótipo 3 e, seis horas mais tarde, os animais foram sacrificados e os órgãos recolhidos para análise qPCR. O vírus parece acumular-se principalmente no fígado, baço, pulmões, coágulo sanguíneo e medula óssea. Foram detectadas pequenas quantidades de vírus noutros órgãos. A maioria dos vírus parece ligar-se às plaquetas ou aos PBMCs no sangue. A biodistribuição em roedores assemelha-se aos resultados obtidos com os vírus Ad5/3 e Ad5. O significado destes resultados para os seres humanos não é conhecido, pois parece que os ratinhos não possuem os receptores de adenovírus de alta afinidade relevantes presentes nos seres humanos.

Toxicidade imunológica aguda. Para avaliar a toxicidade imunológica aguda, os ratinhos foram injectados com os vírus Ad5, Ad5/3 e Ad3. As amostras de sangue foram recolhidas seis horas após a injeção e subsequentemente analisadas para deteção de citocinas. Verificou-se que o Ad3 induziu Rantes, interleucina-6 e fator de necrose tumoral alfa mais elevados do que os vírus de controlo, indicando que o serótipo 3 é um ativador potente dos macrófagos e das células T dos ratinhos. Os valores das citocinas foram muito inferiores aos valores associados à toxicidade.

O ensaio de toxicidade foi efectuado comparando PBS, Ad3wt, Ad3-hTERT-E1A, Ad5/3-hTERT- E1A, Ad5wt e Ad5/3-D24. Os ratinhos dos dois últimos grupos apareceram doentes 72 horas após a injeção intravenosa de altas doses de vírus e todos os ratinhos foram sacrificados. Os fígados dos animais estavam macroscopicamente amarelos, enquanto todos os outros órgãos estavam normais. Todas as amostras de órgãos foram analisadas por um patologista e não se observou qualquer toxicidade noutros órgãos para além dos fígados dos vírus Ad5 e Ad5/3. As enzimas hepáticas estavam 36-176 vezes mais elevadas nestes ratinhos, enquanto que apenas foram observadas pequenas elevações com Ad3wt e Ad3-hTERT-E1A (três vezes) e Ad5/3-hTERT-E1A (cinco vezes) em comparação com o grupo de simulação. De acordo com este modelo de roedores imunocompetentes, o Ad3 parece não apresentar problemas de segurança significativos. No entanto, há a ressalva de que os receptores importantes do adenovírus não estão presentes nos modelos murinos.

Tratamentos dos doentes no estudo II

Utilizando o método epidemiológico de investigação de registo retrospetivo, os primeiros 25 doentes tratados no programa ATAP (ver materiais e métodos) com Ad3-hTERT-E1A foram incluídos nesta série de casos. Os doentes foram submetidos a um pré-tratamento intensivo com uma mediana de três regimes quimioterapêuticos e representavam nove tipos de cancro diferentes. A idade média dos doentes era de 60 anos. Cerca de metade dos doentes tinham sido pré-tratados com vírus oncolíticos baseados no serótipo 5. Os tratamentos foram iniciados com uma dose relativamente baixa de 10^{10} VP e a dose foi gradualmente aumentada para mais de 10^{12} VP. Uma vez que se acreditava que a quantidade de anticorpos neutralizantes (NAbs) contra o serotipo 3 era pequena, muitos doentes receberam a maior parte (ou a totalidade) do vírus por via intravenosa. O resto do vírus foi injetado no tumor. **As reacções adversas** foram semelhantes às observadas nos doentes com Ad5 ou Ad5/3. A maioria dos doentes apresentava sintomas semelhantes aos da gripe e não se registaram acontecimentos adversos graves que levassem à hospitalização do doente devido ao tratamento. Muitos doentes registaram uma diminuição dos linfócitos após o tratamento. Curiosamente, os doentes que tinham sido pré-tratados com um adenovírus oncolítico do serótipo 5 apresentaram uma linfodepleção prolongada, até três semanas, no sangue, o que sugere uma resposta imunitária diferente da dos doentes que não receberam tratamento oncolítico. Numa tentativa de otimizar o tratamento para cada doente, avaliámos as células T antivirais e antitumorais no sangue dos doentes. Foram observadas alterações claras na reatividade das células T quando estimuladas pelo Ad3 hexon (antiviral) ou por vários antigénios associados ao tumor (antitumoral) antes e depois do tratamento com Ad3-hTERT-E1A. Como estávamos a analisar células do sangue e não do tumor, foi difícil tirar conclusões definitivas, para além de que algo está a acontecer. No entanto, colocámos a hipótese de que o tráfico de glóbulos brancos para os tumores poderia ser uma explicação possível para os resultados (Kanerva et al. 2013).

Foi detectado **um aparecimento prolongado do vírus no sangue** com o Ad3-hTERT-E1A. Especialmente nos doentes que tinham recebido uma dose elevada (superior a 10^{12} VP) de vírus, oito em nove tinham ainda vírus mensurável no sangue três e seis semanas após a terapia. Nos doentes que receberam uma dose baixa (inferior a 10^{12} VP), dois em seis apresentavam vírus no sangue três e seis semanas após o tratamento. É frequente os doentes tratados com vírus baseado no Ad5 apresentarem resultados negativos para o vírus alguns dias após o tratamento (Escutenaire et al. 2011). Nesta altura, não sabemos se a razão para a diferença é técnica (qPCR mais sensível) ou se tem um verdadeiro fundo biológico.

Vírus nos compartimentos sanguíneos. Detectámos normalmente dez vezes mais vírus no coágulo do que no soro, mas houve uma enorme variação, por vezes também dentro do mesmo doente. Nos dois primeiros doentes tratados, foram colhidas amostras de sangue aos 10 minutos, 2 horas, 6 horas e 20 horas, com a justificação de que isso ajudaria a otimizar o tratamento seguinte do doente. No entanto, a maior parte do vírus foi eliminada do sangue em minutos. Não foi detectado qualquer vírus nos glóbulos vermelhos e a maior parte do vírus foi observada nos PBMC e no plasma.

Ensaio de anticorpos neutralizantes (Nab). A maioria dos doentes apresentava um título baixo (mediana 256) de NAbs contra o vírus Ad3, indicando uma infeção anterior de tipo selvagem. Na linha de base, não foi detectada qualquer diferença entre os doentes pré-tratados com Ad5 e os não pré-tratados no que diz respeito aos NAbs de Ad3. Pelo contrário, os NAbs de Ad5 aumentaram significativamente nos doentes pré-tratados com o serótipo 5. Após o tratamento com Ad3-hTERT-E1A, os NAbs de Ad3 aumentaram significativamente, enquanto não se registou qualquer alteração nos NAbs do serótipo 5. Os resultados foram os esperados. Não foi observada neutralização cruzada entre os serótipos.

Evidência de atividade antitumoral. A maioria dos doentes foi tratada de forma seriada, incluindo três tratamentos antes de uma nova imagiologia. Embora tenha sido observada alguma evidência de um efeito anti-tumoral em 15/23 (65%) doentes, não se pode concluir que o Ad3-hTERT-E1A tenha sido a razão dos resultados, uma vez que os doentes também tinham recebido outros vírus. De acordo com a filosofia do ATAP, o benefício do doente era o único objetivo, e a dissecação científica dos dados não foi um fator na conceção do tratamento. Um doente (S171) foi objeto de imagens antes e um mês após o tratamento com Ad3-hTERT-E1A, sem outros tratamentos intermédios. Neste caso, foi observada uma redução de 30% do volume tumoral injetado. No que respeita aos marcadores tumorais, 15 doentes apresentavam marcadores tumorais elevados antes do tratamento, o que foi comparado com um valor medido três semanas após o tratamento com Ad3-hTERT-E1A. Destes 15 doentes, 11 (75%) mostraram sinais de atividade antitumoral (marcadores decrescentes ou estáveis). Em dois doentes (R217 e R263), observou-se uma normalização dos marcadores tumorais (CEA e CA15-3, respetivamente) que estavam elevados antes do tratamento com Ad3-hTERT-E1A. O doente K260 apresentava um nível elevado de CEA de 854 antes do tratamento com Ad3-hTERT-E1A, que foi reduzido para 460, o que sugere uma resposta. Mais dois doentes apresentaram uma diminuição dos marcadores tumorais, enquanto cinco doentes apresentaram valores de marcadores estáveis após o tratamento. Quatro doentes apresentaram um aumento dos marcadores, sugerindo doença progressiva. Assim, dos 16 doentes que puderam ser avaliados com TC ou marcadores tumorais (um por TC, os restantes por marcadores tumorais), 12 (75%) indicaram controlo da doença (marcadores estáveis ou melhores), sugerindo o potencial do vírus desarmado do serótipo 3. É interessante notar que cinco dos seis doentes que receberam Ad3-hTERT-E1A apenas por via intravenosa (sem injeção intratumoral) apresentaram marcadores estáveis ou melhores nas avaliações. Isto pode sugerir que o Ad3-hTERT-E1A pode ser administrado com sucesso como uma injeção intravenosa.

Sobrevivência. Os doentes que apresentaram marcadores estáveis ou melhores (N=15) sobreviveram 295 dias (mediana), enquanto outros doentes (N=8) sobreviveram significativamente menos tempo (P<0,001), 108 dias. Se este facto se deve ao tratamento com o vírus não pode ser avaliado com esta série retrospetiva de doentes.

Exemplos de pacientes. Dos 25 doentes tratados, foram registados alguns resultados interessantes. No total, foram tratadas cinco doentes **com cancro da mama**; todas apresentaram marcadores decrescentes ou estáveis após o tratamento. De acordo com o trabalho pré-clínico, o adenovírus do serótipo 3 deve abrir a junção estreita e revelar o recetor para o trastuzumab Her2/neu (Beyer et al. 2011; Wang et al. 2011). Dois dos doentes estavam a tomar trastuzumab, mas a progressão foi registada antes do tratamento com Ad3-hTERT-E1A. Ambos os doentes apresentaram uma diminuição dos marcadores tumorais (CEA 11->5 e Ca12-5 15->10) e ambos tiveram uma longa sobrevivência (vivos aos 310 e aos 630 dias). Aquando da redação deste artigo (19.10.2015), este último doente estava vivo há 2135 dias, ao passo que a sobrevivência dos outros doentes não é conhecida, uma vez que o doente não é finlandês. Embora pouco se possa concluir a partir de dois doentes, os resultados indicam que pode haver sinergia com estes tratamentos.

Resposta duradoura da TAC no doente S171. O doente S171, com um histocitoma fibroso maligno, tinha sido pré-tratado com várias operações e regimes de quimioterapia, mas a doença estava a progredir antes do início da terapia com vírus. O doente foi inicialmente tratado com cinco tratamentos com adenovírus do serótipo 5 durante um período de seis meses. Após um único ciclo de vírus Ad3-hTERT-E1A, o doente apresentou uma redução do tumor de 30% ao fim de um mês e uma redução de 44% ao fim de quatro meses do maior tumor injetado. Aos quatro meses, os tumores injetados estavam estáveis (N=5, -0,4%), enquanto os tumores não injetados tinham crescido e foi diagnosticada uma situação progressiva. No entanto, parecia haver um efeito anti-tumoral (doença estável graduada de acordo com RECIST) após a injeção única de Ad3-hTERT-E1A. Durante este período de quatro meses, o doente não recebeu quaisquer tratamentos adicionais e sentia-se fisicamente bem (mais de 10 km diários de esqui de fundo na Lapónia).

Foi registada **uma elevada replicação** do vírus Ad3-hTERT-E1A no doente N227. A doente tinha 3 anos e sofria de neuroblastoma. Antes do tratamento com o Ad3-hTERT-E1A, tinha sido submetida a radioterapia e a sete ciclos de quimioterapia, mas o marcador tumoral NSE continuava a aumentar e as biópsias da medula óssea indicavam progressão na análise de imunofluorescência. A doente foi inicialmente tratada com um vírus baseado no serótipo 5 e depois com Ad3-hTERT- E1A. Observaram-se títulos elevados de vírus nos dias seguintes (sugerindo a replicação do vírus), tendo sido detectado algum vírus semanas (às três e seis semanas) após o tratamento. A NSE diminuiu de 25 para 21 às três semanas e, às seis semanas, a biopsia da medula óssea revelou-se isenta de tumor.

A presença de vírus a longo prazo no sangue foi detectada em muitos doentes. Um doente interessante era um homem de 58 anos com cancro do pâncreas (H305). Foi operado um ano antes e foram tentados vários regimes quimioterapêuticos, mas verificou-se uma progressão do cancro. Recebeu Ad3-hTERT-E1A como primeiro e segundo tratamento com o vírus. O vírus foi detectado três semanas após o primeiro tratamento, mas seis semanas antes do tratamento com o vírus baseado no serotipo 5, o vírus Ad3-hTERT-E1A era negativo. No entanto, 3 e 19 dias após o tratamento com o vírus do serótipo 5, o Ad3-hTERT-E1A reapareceu no sangue de acordo com a qPCR. Inspirados por esta descoberta, analisámos todas as amostras que tínhamos e observámos que em 6/9 doentes o Ad3-hTERT-E1A foi detectado no sangue após um tratamento posterior com o vírus do serotipo 5. Em seguida, analisámos os doentes que foram tratados primeiro com um vírus do serótipo 5 e depois com Ad3-hTERT-E1A e verificámos que 5/7 doentes apresentavam reemergência do vírus do serótipo 5 após o tratamento com um novo serótipo. A explicação mais lógica para mim é que, após a oncólise inicial, o vírus é desligado pelas células cancerosas de alguma forma, por exemplo, por interferões produzidos pelo estroma tumoral (Liikanen et al. 2011). Depois, quando o serótipo é alterado, também ativa o vírus pré-utilizado que está à espera nas células tumorais, ou o vírus/ADN do vírus é libertado devido à lise celular. Estes resultados sugerem que pode ser racional mudar o serótipo ou o vírus após alguns ciclos de terapia (Sarkioja et al.

2008). Juntamente com os resultados observados com a linfocitopenia prolongada (tráfico para o tumor? (Kanerva et al. 2013)) e outras alterações das células T, levantamos a hipótese de que a iniciação com o vírus do serótipo 5 e, em seguida, o reforço com um vírus do serótipo 3 pode ser uma modalidade de tratamento imunológico potente, especialmente quando combinada com trastuzumab, cetuximab direcionado para o EGFR, terapia com linfócitos infiltrantes do tumor e/ou inibidores do ponto de controlo.

Estudo III

Contexto do estudo III. Nós e outros observámos que alguns doentes parecem beneficiar de tratamentos com vírus oncolíticos, bem como de alguns outros tratamentos imunológicos. No entanto, atualmente, não existem bons métodos para avaliar quem beneficia e quem não beneficia. Os métodos tradicionais baseados na imagiologia, como a TAC, podem não ser ideais para os tratamentos imunológicos, uma vez que o inchaço do tumor pode ocorrer antes da regressão (Wolchok et al. 2009; Hoos et al. 2010; Prieto et al. 2012). Também foi referido que a PET-CT dá resultados falsos positivos (Kuruppu et al. 2007; Focosi et al. 2008; Koski et al. 2012), uma vez que a atividade imunológica aumenta o consumo de glicose, por exemplo, nos gânglios linfáticos. No estudo III, pretendíamos avaliar a ressonância magnética (MRI) e a espetroscopia (MRS) na avaliação de tratamentos oncolíticos. O hamster sírio foi utilizado como modelo, uma vez que é conhecido por ser semi permissivo ao Ad5 humano e ao GM-CSF.

O carcinoma pancreático de hamster (HaP-T1) e o leiomiossarcoma de hamster (DDT1-MF-2) foram injectados por via subcutânea em hamsters sírios, que foram posteriormente tratados com um vírus oncolítico ou com um vírus semelhante que também exprime GM-CSF. Os hamsters foram seguidos com MRIS. Como esperado, os tumores tratados com o vírus que exprime GM-CSF foram os que mais abrandaram o crescimento tumoral. Com o vírus não armado, o efeito não foi tão evidente e apenas se observou uma tendência não significativa de inibição do crescimento tumoral em comparação com o PBS (Estudo III, Figura 1). Foram observados resultados semelhantes com o modelo de carcinoma e de sarcoma. Curiosamente, parece que alguns dos hamsters responderam melhor ao tratamento do que outros. Nos hamsters com carcinoma, este facto foi mais evidente; após o crescimento inicial, alguns tumores começaram a diminuir e outros continuaram a crescer. Os tumores que começaram a diminuir (N=5) foram designados por respondedores, enquanto outros foram designados por não respondedores (N=5). A maioria dos respondedores pertencia ao grupo de vírus armados produtores de GM-CSF. Foram observados resultados semelhantes no modelo de sarcoma, embora a redução do crescimento tumoral não tenha sido tão evidente.

A RM ponderada em T2 dos carcinomas apresentou resultados interessantes. Os tumores que mais tarde diminuíram de tamanho mostraram um núcleo escuro distinto na imagem já a partir do segundo dia. Este facto não foi observado nos tumores que não responderam ou nos tumores tratados com PBS. Em vez disso, eram normalmente observadas áreas hiperintensas (brancas), indicando um crescimento rápido do tumor. Estes resultados são bem visualizados na Figura 2 do estudo III. Outros estudos e outras publicações sugeriram que o núcleo hipointensivo (escuro) visualizado nos respondedores consiste em necrose coagulativa, enquanto as áreas hiperintensas (brancas) dos não respondedores se devem a necrose liquefactiva devido ao rápido crescimento do tumor. Nos tumores de sarcoma, a RM detectou hemorragias agudas, levando à perda de sinal e impedindo uma quantificação T2 e espetroscopia semelhantes. O pequeno tamanho do tumor (de alguns mm a dois cm) induziu problemas técnicos que levaram a imagens de baixa qualidade e a longos tempos de aquisição de imagens. Como os tumores dos doentes são normalmente maiores, isto pode não ser um problema num contexto clínico.

A MRS dos tumores também revelou descobertas fascinantes. Esta técnica consiste em estimular os protões de hidrogénio dos tumores de hamster *in vivo* através de um campo magnético e depois analisar os espectros emitidos pelo tumor. Com esta técnica, foi possível analisar as substâncias presentes no tumor. A maior parte dos espectros provém da água. Observámos que o tempo de relaxação T2 diminuiu nos animais que responderam (a partir do segundo dia), o que não se verificou nos hamsters que não responderam nem nos que foram tratados com PBS. Também observámos que as quantidades de taurina, ácidos gordos insaturados e colina eram significativamente mais baixas nos animais que responderam ao tratamento, em comparação com os que não responderam ou com o PBS. Assim, concluímos que tanto a MRI como a MRS podem ser utilizadas em momentos iniciais para avaliar o funcionamento dos tratamentos.

A infiltração de células T e heterófilos e a positividade da calprotectina indicaram uma elevada atividade imunológica nos tumores de hamster tratados com vírus oncolítico armado que responderam ao tratamento. Os heterófilos são equivalentes aos neutrófilos humanos e sabe-se que a calprotectina é produzida a partir de neutrófilos/heterófilos activados. Um teste fecal baseado na calprotectina já está a ser utilizado na clínica para rastrear doentes que possam necessitar de colonoscopia (Vestergaard et al. 2008). A utilização da calprotectina como biomarcador na imunoterapia oncolítica é um tema interessante para estudo posterior. Neste caso, a coloração da calprotectina foi efectuada em amostras de tumor, mas as análises do sangue ou de outros fluidos corporais também devem ser viáveis.

Doente N21. Tínhamos visto que a MRI e a MRS podiam ser utilizadas para avaliar a resposta de hamsters imunocompetentes. Em seguida, quisemos ver se isto poderia ajudar a otimizar o tratamento dos doentes. Encontrámos um doente, tratado no ATAP, que foi imaginado com RMN antes e depois do tratamento com o vírus. O doente era um rapaz de 6 anos com neuroblastoma avançado, previamente tratado com três regimes de quimioterapia diferentes e um transplante autólogo de células estaminais, mas a doença estava a progredir. Após a terapia com o vírus oncolítico, observou-se uma resposta parcial nos tumores injectados e uma resposta completa na medula óssea não injectada, indicando que este doente parecia responder ao tratamento com o vírus. Curiosamente, nos exames de RM ponderados em T2, o tumor tornou-se mais escuro. Menos de um ano depois, o tumor começou a crescer novamente e também foi observado um contraste nitidamente mais claro no tumor. Embora este único doente analisado retrospetivamente não prove nada, mostra que a técnica é promissora e que se justifica um estudo clínico.

Em conclusão, os nossos estudos indicam que a hipótese de contraste T2 e o tempo de relaxamento T2 da água podem ser adaptados com relativa facilidade à clínica, uma vez que podem ser medidos com equipamento de RM amplamente disponível. A MRS da colina, taurina e ácidos gordos insaturados também pode fornecer informações interessantes, embora esta técnica seja mais morosa e difícil. No entanto, já foi avaliada, por exemplo, no cancro da próstata (Sarkar et al. 2014).

Estudo IV

Contexto do estudo IV. A imunoterapia amadureceu para uma fase em que o seu potencial clínico começa a florescer. Já se encontra disponível uma série de novos medicamentos. Alguns deles parecem produzir respostas completas numa parte dos doentes metastáticos. No entanto, a maioria dos doentes ainda não tem cura e, por isso, ainda há espaço para melhorias. Até à data, foram concluídos dois ensaios aleatórios com imunoterapia oncolítica, ambos com resultados positivos. Um adenovírus oncolítico do serótipo 5 melhorou a eficácia da quimioterapia no tratamento do cancro metastático da cabeça e do pescoço (Xia et al. 2004) e obteve licença na China. No Ocidente, um vírus do herpes armado com a citocina GM-CSF (T Vec) foi eficaz no melanoma metastático (Robert Hans Ingemar Andtbacka 2013) e recentemente (29.4.2015) a FDA votou a favor da aprovação.

Para o estudo IV, foi utilizado um vírus Ad5/3-E2F-d24-GMCSF (também designado CGTG-602). A conceção deste vírus inclui três conceitos: 1) O botão do serótipo 3 é utilizado para aumentar a entrada nas células tumorais. A construção Ad5/3 demonstrou um aumento da morte de células cancerígenas, amostras clínicas e tumores xenoenxertados em ratos, mantendo a segurança em seres humanos (Koski et al. 2010; Kanerva et al. 2013). 2) O promotor E2F e a deleção d24 da região E1A do vírus foram concebidos para a replicação específica do vírus em células cancerígenas e não em células normais. O promotor E2F está ativo em linhas celulares que têm a via pRb mutada, comum na maioria dos tumores (Fueyo et al. 2000; Alonso et al. 2008). Assim, enquanto nas células normais a tradução do vírus E1A (crítico para a replicação do vírus) não acontece, nas células cancerígenas acontece. Outro mecanismo de controlo da replicação do vírus é a deleção dos 24 pares de bases da região E1A. Nas células normais, esta deleção impede a replicação do vírus. No entanto, a deleção de 24 pb leva a uma tradução mutante da proteína E1A que pode resultar em toxicidade ou imunidade anti-viral. Na maioria das células malignas, a deleção de 24 pb não impede a replicação do vírus (Cerullo et al. 2010). 3) O GM-CSF é uma citocina amplamente utilizada como molécula imunoestimuladora. Foi comprovada a sua eficácia num ensaio aleatório de fase III quando combinada com um vírus do herpes (Robert Hans Ingemar Andtbacka 2013). Também foi utilizada com sucesso num conceito de vacina contra o cancro da próstata metastático. Em 2010, a FDA concedeu autorização de comercialização a esta primeira vacina terapêutica (sipuleucel-T, Provenge) e em 2013 foi aprovada também na Europa. Foi registado um benefício de sobrevivência de cerca de quatro meses (Kantoff et al. 2010). O GM-CSF é uma citocina potente que induz a imunidade anti-tumoral sistémica. Recruta e amadurece as células apresentadoras de antigénios, as células NK e os neutrófilos. Esperamos que a produção local de GM-CSF no local do tumor seja útil para evitar eventos adversos e, ao mesmo tempo, manter a eficácia.

Parte pré-clínica do estudo IV

Alguns dos resultados pré-clínicos mais importantes são apresentados na Figura 1 do estudo IV. A viabilidade das células TF-1 depende do GM-CSF. Foi observado um aumento da viabilidade destas células com o sobrenadante que foi recolhido e filtrado das células infectadas com Ad5/3-E2F-d24-GMCSF. O GM-CSF humano comercial foi utilizado como controlo positivo. O sobrenadante filtrado de células infectadas por um vírus semelhante, mas não produtor de GM-CSF, foi utilizado como controlo negativo. Como esperado, este sobrenadante não aumentou a sobrevivência em comparação com os poços onde não foi utilizado qualquer sobrenadante. Como resultado, concluímos que o GM-CSF humano funcional é produzido pelo vírus. Em seguida, demonstrámos que a replicação do vírus Ad5/3-E2F-d24-GMCSF era baixa em células normais. Para esta experiência, foram utilizados hepatócitos humanos primários. Foram encontradas baixas quantidades de partículas de vírus infecciosas em comparação com o adenovírus de tipo selvagem e com um vírus oncolítico com 24 pares de bases suprimidas, indicando que o duplo controlo da replicação (E2F e d24) foi eficaz. Para reforçar os dados relativos à seletividade tumoral, foi utilizado um modelo de hamster sírio. Os hamsters sem tumores receberam uma injeção do vírus Ad5/3-E2F-d24-GMCSF no fígado. Os hamsters com tumores receberam injecções semelhantes. Posteriormente, os fígados e os tumores foram recolhidos e a qPCR foi utilizada para determinar as quantidades de vírus nos fígados e nos tumores. Foi detectado um mínimo de vírus nos fígados, ao passo que nos tumores foram observadas quantidades elevadas de vírus. Finalmente, o vírus Ad5/3-E2F-d24-GMCSF foi testado em diferentes linhas de células cancerosas (incluindo pulmão, ovário e próstata) *in vitro* e *in vivo*. A modificação do promotor E2F não pareceu abrandar a replicação do vírus em linhas celulares de cancro humano, em comparação com um vírus com um promotor naive. O vírus parecia matar eficazmente todas as linhas de cancro testadas *in vitro,* tendo a sua potência sido também demonstrada no modelo de cancro de hamster sírio imunocompetente *in vivo*. Neste modelo *in vivo*, uma dose baixa de ciclofosfamida não melhorou significativamente o efeito antitumoral do Ad5/3-E2F-d24-GMCSF. Os dados *in vivo* do modelo do hamster sírio foram algo decepcionantes. Foi observada uma redução significativa do crescimento tumoral, mas os resultados foram melhores com construções semelhantes que eram totalmente do serótipo 5 (Cerullo et al. 2010). A explicação para este resultado parece ser o facto de a construção Ad5/3 (ou uma construção totalmente de serótipo 3) ser menos permissiva em muitas (se não em todas) linhas de células de hamster (Bramante et al. 2013). Atualmente, parece que o modelo do hamster sírio é um bom modelo de roedor com o adenovírus do serótipo 5 quando se avaliam os efeitos imunológicos, enquanto tem um valor limitado com outros serótipos (incluindo o serótipo 3 ou Ad5/3). Tanto quanto sabemos, não existem bons modelos animais não primatas para os vírus do serótipo 3.

Parte clínica do estudo IV

Os doentes foram tratados com o vírus Ad5/3-E2F-d24-GMCSF no âmbito do programa ATAP (ver materiais e métodos). Utilizando o método epidemiológico de investigação de registo retrospetivo (série de casos), foram recolhidos dados dos primeiros 13 doentes tratados com o vírus. Os doentes apresentavam tumores metastáticos avançados refractários à terapêutica padrão e que progrediam após a mesma. Foram tratados com 2-4 ciclos do vírus, num total de 39 ciclos de tratamento. Um doente foi tratado primeiro com o vírus e depois com quimioterapia intraperitoneal hipertérmica (HIPEC). Cinco doentes tinham cancro do ovário, três da mama, dois do pâncreas, um do reto, um do cólon, um melanoma, um sarcoma e um fibrossarcoma. A idade dos pacientes variou de 40 a 74 anos. Os doentes foram tratados de forma personalizada. Foram injectados entre um e dez locais de tumor. A variação entre tumores e doentes representa bem os doentes com cancro avançado da "vida real" em comparação com uma população de ensaios clínicos clássicos. No entanto, há que ter em conta a grande variação de doentes e é difícil comparar os resultados dos tratamentos.

Conforme exigido pela FIMEA (EU/1394/2007, Dnro 608/03.01.01/2009), fomos obrigados a recolher dados de segurança. Recolhemos todos os **eventos adversos** dos 39 ciclos de tratamento. Os sintomas de gripe de grau 1-2, incluindo febre, fadiga e dor, foram registados em mais de metade dos tratamentos. A maioria dos acontecimentos de grau 3 foram autolimitados e tratados em ambulatório. Não foram observados eventos adversos de grau 4-5 atribuíveis aos tratamentos. Concluímos que os tratamentos foram bem tolerados.

De seguida, estudámos **a replicação do vírus**. Antes da terapia, todas as amostras de soro dos doentes eram negativas para Ad5/3-E2F-d24-GMCSF qPCR. Um dia após o tratamento, 8/13 soros de doentes eram positivos para o vírus. O título mais elevado foi de 1141 VP/ml. Nos dias 3-8, dispúnhamos de soro de quatro doentes; destes, dois eram positivos e aumentaram em relação ao dia 1, o que sugere a replicação do vírus. O título mais elevado nos dias 3-8 foi de 11523 VP/ml. Após os ciclos de tratamento 2nd e 3rd , não foi detectado qualquer vírus após o dia 1 pós-tratamento. Foram observadas evidências de replicação do vírus no soro após o primeiro tratamento, enquanto os tratamentos subsequentes não levaram à deteção do vírus após o dia 1. A razão para este facto é desconhecida, mas foi sugerida alguma evidência de resistência interna contra a replicação do vírus, mediada talvez pelos interferões (Liikanen et al. 2011). No entanto, como não observámos aqui ou nas outras séries de doentes que a quantidade de vírus no sangue se correlacionasse com a eficácia, não se sabe se este achado é relevante. No entanto, investigámos pré-clinicamente substâncias que bloqueiam a resistência (dados não publicados). Outra forma de evitar a resistência seria a utilização de vírus diferentes. No entanto, a importância da replicação agressiva do vírus é desconhecida, uma vez que, neste momento, acreditamos que o aspeto mais importante dos tratamentos envolve a ativação do sistema imunitário do próprio organismo e que o papel do vírus é mais o de produzir um sinal de perigo.

Avaliámos os **anticorpos neutralizantes (NAb)** durante o tratamento com o vírus. Como esperado, foi observado um aumento significativo no título de NAb após o tratamento. Para uma visão alternativa dos anticorpos anti-virais, também analisámos IgG anti-hexon dos soros dos doentes. Na linha de base, observou-se um título baixo (20-300U/ml), enquanto às três semanas todos os doentes mostraram um aumento (títulos entre 200-3000). Nalguns doentes foram também analisadas amostras de ascite e também aqui se observou um aumento dos títulos. Os resultados relativos aos anticorpos não revelaram quaisquer descobertas surpreendentes. Não foi observada qualquer correlação entre os títulos de NAb ou IgG e a eficácia (ou outros parâmetros) aqui ou em análises efectuadas com outros doentes com ATAP.

Respostas PET-CT. Todos os doentes apresentavam tumores em progressão antes dos tratamentos. Seis doentes foram avaliados com PET-CT. A resposta foi geralmente avaliada 3-4 semanas após a última injeção de vírus. Normalmente, eram administradas três injecções com três semanas de intervalo. Dos seis doentes avaliáveis, o R319 apresentou uma redução de 49% da atividade metabólica no tumor hepático injetado e uma resposta completa num tumor mediastínico não injetado. O S354 teve uma resposta metabólica completa, o O340 teve uma resposta metabólica menor, o S352 e o C312 tiveram uma doença metabólica estável e o H344 teve uma doença metabólica progressiva. Assim, 83% (5/6) tinham uma doença metabólica estável ou melhor e 50% tinham uma diminuição da atividade metabólica na PET-CT. Embora a PET-CT tenha provado ser boa para o diagnóstico do cancro, há um problema com os resultados falsos positivos. Foi demonstrado que a atividade imunológica devida a uma infeção viral aumenta a atividade metabólica nos gânglios linfáticos, dando origem a resultados falsos positivos (Kuruppu et al. 2007; Focosi et al. 2008; Koski et al. 2012). Embora a possibilidade de um aumento da atividade metabólica após tratamentos com adenovírus seja possível, não nos pareceu haver problemas evidentes neste contexto.

Respostas dos marcadores tumorais. Dez dos doentes apresentavam marcadores tumorais elevados antes do tratamento. Três registaram uma redução dos níveis de marcadores durante os tratamentos. Dois tiveram uma diminuição inicial seguida de um aumento, e um doente teve primeiro uma elevação e depois uma redução subsequente dos níveis de marcadores tumorais. Quatro doentes registaram uma elevação dos níveis dos marcadores. Parece haver uma boa correlação entre os resultados da PET-CT e os marcadores tumorais.

Dados de sobrevivência. Se combinarmos os resultados obtidos com os dados da PET-CT e dos marcadores tumorais, podemos concluir que 9 dos 12 doentes avaliáveis (75%) tiveram algum tipo de resposta positiva (doença metabólica estável/marcadores estáveis ou melhor) aos tratamentos. A sobrevivência destes doentes foi de 135 dias, enquanto a sobrevivência dos doentes sem quaisquer sinais de resposta foi de 80 dias, sugerindo que existe uma correlação positiva entre as respostas objectivas (em PET-CT e/ou marcadores) e a sobrevivência. No entanto, a partir desta análise retrospetiva, não podemos concluir que esta correlação se deve ao tratamento com o vírus. Tal como se verifica atualmente com muitos tratamentos imunológicos recentes, parece que alguns doentes respondem aos tratamentos, enquanto outros parecem não beneficiar. Foram observados resultados semelhantes com os doentes avaliados - alguns doentes não mostram sinais de resposta, enquanto outros apresentam respostas fortes e claras (por exemplo, o doente S354 com resposta metabólica completa, sobrevivência superior a 1000 dias). Infelizmente, de momento, não existem marcadores definitivos que indiquem os doentes que beneficiarão do tratamento.

Atividade das células T do sangue periférico. A imunoterapia contra o cancro tem salientado a importância das células T no desenvolvimento e tratamento do cancro. Por exemplo, os inibidores do ponto de verificação recentemente aprovados activam as células T que se encontram num estado passivo, conduzindo por vezes a respostas curativas dramáticas. Queríamos otimizar o tratamento para cada doente e uma forma de o fazer era obter informações sobre as células T dos doentes. Embora o sangue periférico não seja o local ideal para investigar as células T, é a fonte mais acessível e não invasiva. Uma vez que a prioridade é o tratamento individual dos doentes, as biopsias desnecessárias não eram uma opção. O sangue é a "autoestrada para as células T" que se deslocam do seu habitat normal (tecido linfático ou locais com material não próprio, como bactérias, células malignas, etc.). Embora se saiba que algumas células T patrulham o corpo, apenas uma minoria é encontrada no sangue periférico. Foi utilizado sangue de doentes, antes e depois dos tratamentos, as células T foram recolhidas e pulsadas com péptido de adenovírus ou com pools de péptidos associados ao tumor. Em seguida, a produção de INF-gama foi analisada com ELISPOT. Com este método, foi possível avaliar as células T anti-virais e anti-tumorais que circulam no sangue. Observámos uma concordância em 9/11 doentes, de modo que os doentes que tinham um aumento da atividade das células T anti-tumorais tinham também um aumento da atividade das células T anti-virais e vice-versa. No entanto, os resultados são muito difíceis de interpretar, uma vez que os doentes e os dados são muito heterogéneos. No entanto, podemos concluir que, após o tratamento com Ad5/3-E2F-d24-GMCSF, se verificaram frequentemente alterações na atividade das células T periféricas. Se isto significa que as células T se deslocam para o tumor, se multiplicam ou que a imunidade geral é aumentada, não é possível responder neste momento, embora haja cada vez mais provas neste sentido (Kanerva et al. 2013; Tahtinen et al. 2015).

Anticorpos contra antigénios associados a tumores. Muitas publicações indicam que os antigénios associados ao tumor estão elevados em doentes com cancro, enquanto algumas também sugerem que a diminuição destes antigénios pode indicar eficácia do tratamento. Nos nossos doentes, verificámos que os anticorpos contra CEA, survivina, MUC-1 ou NY-ESO-1 diminuíam frequentemente em doentes com sinais de eficácia antitumoral. Foi observada uma correlação significativa entre a diminuição dos anticorpos antitumorais e os sinais clínicos positivos de benefício. A hipótese para este resultado é que a atividade antitumoral do sistema imunitário é recuperada após a injeção do vírus, levando à eliminação dos antigénios associados ao tumor.

Biópsias. Tivemos a possibilidade de avaliar biópsias de dois doentes, antes e depois da terapia. Uma doente tinha cancro do ovário (O340) e a outra cancro da mama (R356). Curiosamente, O340 parecia ter apenas poucas células imunológicas presentes no tumor antes do tratamento. Após o tratamento, verificou-se que a quantidade de células imunitárias dentro e à volta do tumor aumentou várias vezes. O doente pareceu responder bem, uma vez que foi observada uma resposta tanto na PET-CT como nos marcadores. Seguiu-se uma sobrevivência relativamente longa de 890 dias. Observou-se também uma diminuição dos anticorpos antitumorais e uma clara diminuição das células T antitumorais no sangue (o que sugere um tráfico para o tumor). Por outro lado, o doente R356 não apresentou alterações drásticas na quantidade de células imunológicas no tumor, tendo-se registado apenas uma resposta parcial nos marcadores e uma sobrevivência de apenas 102 dias. Levantámos a hipótese de que o doente O340 era suscetível à imunoterapia oncolítica, enquanto o doente R356 era imunologicamente resistente à terapia. Teria sido muito atrativo experimentar os inibidores do ponto de verificação no doente R356, uma vez que o tumor parecia conter células imunológicas que estavam em anenergia ou não eram capazes de destruir o alvo que já tinham reconhecido. Por outro lado, poderíamos colocar a hipótese de que talvez o doente O340 não tivesse beneficiado dos inibidores dos pontos de controlo, uma vez que estavam presentes no tumor pequenas quantidades de células T. Talvez um bom desenho de ensaio consista em fazer uma biópsia, analisar as células imunológicas e dividir os doentes num grupo de inibidores do ponto de controlo ou num grupo que receberia primeiro um vírus oncolítico para criar a oncólise e, desta forma, a apresentação de epítopos para as células T.

6. RESUMO E CONCLUSÕES

"Isto não é o fim. Nem sequer é o princípio do fim. Mas é, talvez, o fim do princípio."

- Winston Churchill, após a primeira batalha vitoriosa da Grã-Bretanha na Segunda Guerra Mundial

As imunoterapias contra o cancro têm proporcionado várias histórias de sucesso nos últimos anos. Embora o BCG e o interferão-alfa tenham sido as únicas imunoterapias durante décadas, atualmente a gama de imunoterapias está a aumentar. Os inibidores dos pontos de controlo e as terapias com células T demonstraram a sua capacidade em alguns tipos de cancro e estão a ser aprovadas novas indicações. Na China, um vírus oncolítico (H101) foi aprovado há alguns anos, enquanto os últimos relatórios indicam que, num futuro próximo, também se espera a primeira aprovação ocidental com o vírus oncolítico T-Vec (Votação 22-1 a favor da aprovação pela FDA 29.4.2015, (Robert Hans Ingemar Andtbacka 2013)). Atualmente, as limitações destas terapias parecem ser o custo, embora a eficácia nos doentes que respondem seja frequentemente dramática e de longa duração. Neste momento, parece quase inevitável que nos próximos anos muitos, se não todos, os cancros tenham a sua própria forma de imunoterapia (Homet Moreno e Ribas 2015). Estas poderão mesmo vir a substituir os tratamentos tradicionais que causam mais efeitos secundários (especialmente a quimioterapia). Também estão a ser considerados tratamentos para o cancro em fase inicial. No entanto, o maior obstáculo à terapia do cancro parece ser o mesmo de sempre: quem tratar, quando tratar e como tratar. Espera-se que melhores conhecimentos de imagiologia, sequenciação e imunologia respondam a estas questões.

No estudo I, mostrámos que é possível a clonagem de um adenovírus oncolítico funcional de outro serótipo que não o 5. Mostramos que o Ad3-hTERT-E1A é eficaz em linhas celulares representativas de sete tipos principais de cancro, enquanto se observou uma baixa toxicidade em linhas celulares representativas de células normais. *In vivo,* o serótipo 3 parece ser pelo menos tão potente como os vírus de controlo oncolítico baseados no serótipo 5 em três modelos independentes de cancro humano. Dado que o serótipo é diferente e que se sabe que o receptor do adenovírus do serótipo 3 está muito presente no cancro avançado, o Ad3-hTERT-E1A é um novo vírus oncolítico promissor.

No estudo II, começámos por continuar o trabalho iniciado no estudo I. Realizámos experiências de biodistribuição e toxicidade com o Ad3-hTERT-E1A e verificámos que, em ratinhos, foram libertadas quantidades mais elevadas de citocinas, mas foram induzidas menos lesões hepáticas em comparação com os vírus de controlo do serótipo 5 ou 5/3. De seguida, foram publicados os resultados dos primeiros 25 doentes tratados com este vírus. O perfil de segurança do vírus foi bom, assemelhando-se a acontecimentos adversos ligeiros observados com os vírus do serotipo 5. Os doentes que tinham sido previamente tratados com um vírus baseado no serotipo 5 apresentaram uma linfocitopenia mais profunda e duradoura do que os doentes que receberam Ad3-hTERT-E1A como primeiro tratamento. Também observámos alterações frequentes nas células T recolhidas do sangue, indicando atividade imunológica. Curiosamente, os doentes que foram pré-tratados com vírus do serótipo 5 mostraram uma reemergência deste vírus (ou do seu ADN) no sangue, e vice-versa, indicando que talvez o vírus antigo esteja a espreitar passivamente no interior das células malignas. Foram observados sinais de eficácia em muitos doentes, tendo sido observada uma diminuição dos marcadores tumorais em 11/15 (73%) doentes. Quatro destes doentes que responderam foram tratados apenas por via intravenosa, o que indica que, pelo menos, o primeiro vírus oncolítico de um determinado serótipo pode ser administrado apenas por via intravenosa. Curiosamente, foram observados bons resultados em doentes com cancro da mama, especialmente nas que estavam a tomar trastuzumab, o que indica que a sinergia sugerida em modelos pré-clínicos pode ser verdadeira. Uma vez que a segurança e a eficácia parecem ser boas, parece racional continuar a testar ou a desenvolver vírus armados do serótipo 3.

Durante os estudos I-II, observámos que um adenovírus oncolítico baseado no serótipo 3 parece ter muitos benefícios em comparação com o serótipo 5 (ou outro adenovírus de ligação ao recetor de coxsackie-adenovírus), que tem sido o adenovírus mais utilizado no terreno. Embora o principal recetor do serótipo 3 (DSG-2) esteja amplamente presente no cancro avançado, parece ter outros aspectos potencialmente importantes, como a abertura sugerida da junção estreita, a produção de partículas dodecaédricas (PtDds), a transformação das células numa transição epitelial-mesenquimal (EMT), a ligação ao CD80/CD86 presente nas células apresentadoras de antigénios, podendo assim ter um papel na ativação das células T.

No estudo III, pretendíamos estudar se a ressonância magnética (MRI) e/ou a espetroscopia (MRS) poderiam ser utilizadas na avaliação da imunoterapia oncolítica, uma vez que existiam poucos dados anteriores. Os métodos atualmente utilizados são comprovadamente pouco fiáveis devido à inflamação e ao inchaço inicial do tumor. Foi utilizado um adenovírus armado com GM-CSF e um adenovírus de controlo não armado. Mostramos que, na RM ponderada em T2, se desenvolve uma área central hipodensa nos tumores que respondem num modelo de carcinoma de hamster sírio imunocompetente. Esta área central é consistente com necrose coagulativa. Foram observados resultados semelhantes num doente com neuroblastoma que respondeu ao tratamento. Descobrimos que a MRS de colina, taurina e ácidos gordos insaturados pode ser um indicador útil da resposta nos primeiros dias após o tratamento. Foi encontrada uma elevada quantidade de células inflamatórias positivas para calprotectina e de células T em redor de áreas necróticas, sugerindo uma possível ligação entre necrose, oncólise e/ou resposta imunitária nas células tratadas com GM-CSF. A RMN e a MRS poderiam, assim, ser utilizadas na estimativa da eficácia da imunoterapia oncolítica em momentos iniciais. Os doentes que beneficiam da terapia podem ser selecionados entre os que não respondem e que podem ser tratados com outras modalidades.

No estudo IV, foi avaliado um adenovírus oncolítico quádruplo modificado produtor de CM-CSF. Em primeiro lugar, demonstrou-se que o vírus funcionava como projetado. As modificações tornaram-no propenso a entrar e a replicar-se em células cancerosas, ao passo que a replicação em células humanas normais foi baixa. Em seguida, demonstrámos que o vírus produz GM-CSF funcional. Na parte clínica do estudo, avaliámos os 13 primeiros doentes tratados com o vírus. Os tratamentos foram bem tolerados e a eficácia foi sugerida. Foram observados sinais de potencial eficácia antitumoral (PET-CT e marcadores) em 9/12 (75%) doentes avaliáveis. A taxa de controlo radiológico da doença (doença metabólica estável ou melhor) com PET-CT foi de 83%, enquanto a taxa de resposta (resposta metabólica menor ou melhor) foi de 50%. A acumulação de células imunológicas após o tratamento foi observada nas biopsias tumorais. A análise da expressão do ARN destas biópsias indicou atividade imunológica e alterações metabólicas após a replicação do vírus.

Conclusão dos estudos I-IV. Foi construído um adenovírus oncolítico do serótipo 3 totalmente funcional. Os tratamentos revelaram dados prometedores em termos de segurança e eficácia. Embora este vírus não tenha sido armado com qualquer transgene imunomodulador, pareceu ser tão bom, ou mesmo melhor, do que um vírus oncolítico Ad5/3 armado com GM-CSF (vírus do serótipo 5 com um botão de fibra do serótipo 3). É difícil fazer uma comparação lado a lado de dois estudos independentes, mas se colocarmos a hipótese de que os doentes notificados no estudo II e no estudo IV eram semelhantes, bem como todos os outros factores de erro importantes, o vírus do serótipo 3 não armado parece promissor. Com o serotipo 3, 11/15 doentes (73%) apresentaram possíveis sinais de eficácia de acordo com os marcadores tumorais, ao passo que o mesmo se verificou com 6/10 (60%) do vírus Ad5/3 armado. No entanto, há que ter em conta que o número de doentes é reduzido para qualquer comparação e que existe uma heterogeneidade significativa entre os doentes. O objetivo era tratar os doentes e não avaliar a eficácia. Por conseguinte, não é possível tirar conclusões definitivas sobre a eficácia. Estes dados são, no entanto, provocadores, uma vez que a construção Ad5/3 armada com GM-CSF parece ser um dos melhores vírus oncolíticos que utilizámos. Por conseguinte, sugere-se vivamente a continuação do desenvolvimento de um vírus oncolítico totalmente armado com o serótipo 3. O trabalho pré-clínico parece propor que a combinação do serótipo 3 do adenovírus com terapias aprovadas, como a quimioterapia, o trastuzumab ou o cetuximab (Beyer et al. 2011) (Beyer et al. 2012), pode oferecer uma maior potência. Os resultados têm sido promissores e as partículas dodecaédricas de adenovírus 3 estão a entrar em testes clínicos (Beyer et al. 2012). Outras combinações que provavelmente serão vistas num futuro próximo incluem combinações com inibição de pontos de controlo e terapias baseadas em células T (ver quadro 11). Parece até existir uma lógica para a combinação de todas elas.

Quadro 11. *Esquema hipotético de um novo tratamento do cancro*

Achado da biopsia	Problema	Tratamento	Efeito
Elevada quantidade de células T efectoras	As células T estão a ser inactivadas pelo tumor	Inibidor do ponto de controlo	Ativação de células T efectoras
O rácio de Tregs/ MDSC em relação às células T efectoras é desfavorável	Demasiadas células reguladoras	Inibidor do ponto de controlo/ Recolher células T, crescer e modular in vitro, devolver ao doente	Ativação de células T efectoras
Baixa quantidade de células T efectoras	Tumor não reconhecido pelas células T	Vírus oncolítico (armado)	Oncólise, sinal de perigo, imunoestimulação, apresentação de antigénios associados ao tumor

Elevado teor de NAbs do serotipo 5 no sangue (tratamento anterior)	Serotipo 5 intravenoso não eficaz	Utilizar o vírus do serótipo 3 / injetar o vírus do serótipo 5 por via intratumoral	Oncólise, sinal de perigo, imunoestimulação, apresentação de antigénios associados ao tumor e ativação de tratamento anterior com vírus
Elevado teor de NAbs do serotipo 3 no sangue (tratamento anterior)	Serotipo 3 intravenoso não eficaz	Utilizar o vírus do serótipo 5 / injetar o vírus do serótipo 3 por via intratumoral	Oncólise, sinal de perigo, imunoestimulação, apresentação de antigénios associados ao tumor e ativação de tratamento anterior com vírus
Recetor Her2/neu baixo	o trastuzumab não é eficaz	Utilizar o serotipo 3 do adenovírus como abridor de junções estanques	Melhoria do acesso ao recetor Her2/neu
Recetor EGFR baixo	cetuximab não eficaz	Utilizar o serotipo 3 do adenovírus como abridor de junções estanques	Melhoria do acesso ao recetor EGFR

Se os doentes estiverem em bom estado geral, as combinações de pontos de controlo (anticorpo CTLA-4 e PD-1) são preferíveis à monoterapia.

No caso de órgãos não necessários (por exemplo, próstata, mama, tiroide, ovário), pode ser uma opção utilizar células T transfectadas para combater estas células. A viabilidade desta abordagem foi demonstrada no caso do linfoma/leucemia. Uma terapia semelhante pode ser preferível se o tumor apresentar antigénios cancro-testis.

O meu projeto de tratamento imaginário preferido neste momento para o cancro avançado:

- Operação do tumor e crescimento dos linfócitos infiltrantes do tumor a partir da amostra.
- Preparação do tumor residual com um adenovírus imunoestimulador do serotipo 5 e posterior reforço do tratamento com um adenovírus do serotipo 3.
- Estes tratamentos seriam combinados com a inibição dos pontos de controlo e com o trastuzumab e/ou cetuximab quando racional.
- Finalmente, devolução dos linfócitos infiltrados no tumor ao doente.

7. AGRADECIMENTOS

Este trabalho foi realizado durante 2007-2015 no Grupo de Terapia Génica do Cancro (CGTG), Universidade de Helsínquia, Finlândia. O CGTG fazia anteriormente parte do Programa de Biologia Molecular do Cancro no Biomedicum Helsínquia e está atualmente afiliado ao Medicum, Instituto Haartman. Em suma, estou profundamente grato a todas as pessoas que trabalham nestes institutos pela sua ajuda e assistência durante estes anos. Sem o homem da limpeza ou o chefe do departamento, a viagem teria sido muito mais difícil.

Em primeiro lugar, gostaria de agradecer a todos os 290 doentes que participaram nos 821 tratamentos ATAP. A sua coragem e fé nestes novos tratamentos permitiram-nos ganhar experiência e continuar a desenvolver os tratamentos. Embora nem todos os doentes tenham demonstrado benefícios, creio que muitos deles obtiveram vantagens.

Um agradecimento especial ao Diretor da Faculdade de Medicina, Professor Risto Renkonen, pelo seu apoio contínuo ao longo destes anos. Gostaria de agradecer também ao diretor do Instituto Haartman, Professor Tom Bohling, e aos actuais e antigos diretores do Programa de Biologia Molecular do Cancro pelas boas instalações de investigação.

Agradeço ao professor Ruben Hernandez Alcoceba que aceitou (minutos depois de enviar a mensagem de correio eletrónico) o pedido para ser meu adversário. O professor Kari Airenne e o professor adjunto Timo Muhonen merecem um reconhecimento especial pelos seus comentários úteis durante o pré-exame.

Estou muito grato ao meu supervisor, líder do grupo, professor e irmão Akseli por me ter dado a oportunidade de entrar neste mundo verdadeiramente fascinante da terapia genética, clonagem racional, vírus, células imunitárias, oncólise, cancro, tratamentos do cancro e imunoterapia oncolítica. Gostaria também de agradecer a todos os antigos e actuais membros do grupo CGTG. Sem a força motriz de Akseli e o trabalho de equipa do grupo CGTG, as realizações não teriam sido possíveis. Durante o meu tempo, foram publicadas mais de cem publicações em revistas altamente conceituadas e muitos doentes foram tratados com os vírus oncolíticos que foram clonados e avaliados pré-clinicamente pelo grupo. Assisti à evolução de agentes oncolíticos pré-clínicos promissores para tratamentos clínicos. Akseli e o CGTG deram o salto da bancada para a cabeceira da cama, algo que raramente é conseguido com grupos pré-clínicos. Assisti às respostas encorajadoras e às tentativas de arranjar dinheiro para os ensaios clínicos. Agora, o grupo evoluiu de novo para a bancada com a informação obtida com estes tratamentos e está a conceber tratamentos ainda mais potentes. Esperemos que, um dia, estas tentativas conduzam a ensaios clínicos em fase avançada, para que a eficácia destes tratamentos promissores possa ser avaliada. Isto permite a possibilidade de um benefício global em grande escala para os doentes.

Gostaria de agradecer ao Sérgio, o meu mentor prático, por me ter introduzido na cultura de células e no trabalho com ratos, e à Sari por me ter ajudado a planear e executar muitas das experiências que foram feitas e por me ter ajudado a preparar os artigos. Estou grato pelo tempo que a Iulia me ajudou com as experiências e o trabalho com os animais. Gostaria de agradecer ao Gerd por me ter transmitido a informação sobre os vírus do serótipo 3; foi ele que, no nosso grupo, tentou clonar estes vírus antes de mim. Para o ensino da clonagem, gostaria de agradecer à Eerika e aos nossos colaboradores de Zurique e Seattle. O Silvio convidou-me gentilmente para ir a Zurique para aprender novos truques de clonagem e o Andre e o Hongjie de Seattle foram extremamente prestáveis no que respeita à clonagem dos vírus armados. Simona e Suvi, ajudaram-me a finalizar experiências críticas. Saila, obrigado especialmente pela ajuda com o qPCR e Kikka pela ajuda com o ELISPOT, ambos emitem uma boa atmosfera à vossa volta. Minna e Aila, obrigado pelo milhão de pequenas coisas que fizeram por mim. Essencial foi também a ajuda e os conhecimentos que investigadores mais experientes, como Iulia, Lotta, Tuuli, Kilian, Markus, Vince e Anna, puderam dar. Jovens estudantes de doutoramento do CGTGT, Mikko, Siri, Riikka, Kristian, Noora, são uma boa companhia e parecem entusiasmados, continuem o bom trabalho e o espírito. Vocês são o coração do CGTG.

Obrigado pela colaboração frutuosa no projeto MRIS com a Universidade da Finlândia Oriental. Riikka, Johanna e Olli, isto não teria sido possível sem a vossa atitude acolhedora.

As conferências científicas em que participámos foram memoráveis, não só pelo enquadramento científico e pelas muitas ligações com colaboradores que estabelecemos, mas também porque pudemos projetar o trabalho que estamos a fazer com o trabalho realizado por outros. Algumas das viagens que fizemos com amigos do laboratório foram inesquecíveis, incluindo kitesurf em Long Island, esqui em pó no Utah, passeios pelos Alpes, viagens de carro pela Baja Califórnia ou passar tempo em diferentes casas de verão na Finlândia. Ilkka, Marko, Kilian, Petri, João, Iulia, Sari, Akseli, Anniina, Maria e outros, obrigado também pelo tempo passado fora do laboratório.

Igualmente fantástica foi a interação científica e não científica que tivemos com diferentes grupos em Meilahti. Especialmente o floor ball com o grupo de Lauri Aaltonen e o voleibol de praia com uma equipa heterogénea foram muitas vezes um bom equilíbrio no ciclo semanal. Um agradecimento especial à Alexandra, Heli, Erkka e Boris por manterem as coisas activas fora do laboratório.

Obrigado Ari Harjula e Maija Lappalainen por terem disponibilizado o vosso tempo e conselhos durante as reuniões anuais do grupo de acompanhamento. Os vossos comentários foram valiosos e as reuniões ajudaram a ver concretamente os progressos, uma vez que, por vezes, parecia que não se tinham feito progressos durante anos. Um agradecimento especial também à Maija por ter ajudado na validação do vírus Ad3-hTERT-E1A; microscopia eletrónica, cultura, serotipagem e PCR. Um agradecimento especial a Ari Harjula e Mika Matikainen por terem aceitado ser os revisores desta tese. Um agradecimento ainda maior a Kari Airenne e Timo Muhonen que também aceitaram e foram depois nomeados revisores pela Faculdade.

Gostaria de agradecer à Escola Nacional de Pós-Graduação em Investigação Clínica pelo apoio pedagógico e financeiro durante estes anos. Para além disso, gostaria de agradecer aos outros apoiantes financeiros, incluindo o nosso CGTG e as seguintes fundações: Duodecim, Biomedicum Helsinki, Irja Karvonen, Finnish Cancer Organisations, Sohlberg, Research on Viral Diseases, Maud Kuistila, Irja Karvonen, Eemil Aaltonen e Ida Montin.

Acho que não podia mudar o meu destino. Os genes tinham-no encriptado ou então era apenas o ambiente. Ter um professor investigador como mãe, como pai e, atualmente, também como irmão não ajudou. Sinto que fui mais recentemente pressionado ou mesmo atraído, mas a meio do curso de medicina a ciência começou a interessar-me cada vez mais. Durante alguns anos, procurei passivamente algo interessante e, depois de me licenciar, acabei por começar com o grupo mais interessante que tinha encontrado. Coincidência ou não, era o do meu irmão. Embora conciliar a investigação com o trabalho clínico pareça ser bastante exigente, tenho, no entanto, gostado da experiência e, se possível, tentarei continuar neste caminho. Assim, gostaria de agradecer às pessoas envolvidas na minha educação, Inna, Ossi, Kari, Asta, Aksu, Liina. Não sei como o fizeram, mas penso que o fizeram muito bem. Finalmente, quero agradecer à minha querida Anni por compreender, cuidar e estar ao meu lado durante esta viagem por vezes stressante.

Por último, mas não menos importante, agradeço a todos os meus amigos. Sem vós, a minha vida seria um pouco monótona.

Helsínquia, outubro de 2015

8. REFERÊNCIAS

Alba, R., Bradshaw, A. C., Parker, A. L., Bhella, D., Waddington, S. N., Nicklin, S. A., van Rooijen, N., Custers, J., Goudsmit, J., Barouch, D. H., McVey, J. H. e Baker, A. H. (2009). "Identificação dos locais de ligação do fator de coagulação (f)x no hexon do adenovírus serotipo 5: Effect of mutagenesis on fx interactions and gene transfer" [Efeito da mutagénese nas interações fx e na transferência de genes]. **Blood** *114*(5): 965-971.

Alonso, M. M., Alemany, R., Fueyo, J. e Gomez-Manzano, C. (2008). "E2f1 em gliomas: Um paradigma de dependência de oncogene". **Cancer Lett** *263*(2): 157-163.

Amin, A. e White, R. L., Jr. (2013). "Interleucina-2 em altas doses: ainda é indicada para melanoma e rcc em uma era de terapias direcionadas?" **Oncologia (Williston Park)** *27*(7): 680-691.

Ansell, S. M., Lesokhin, A. M., Borrello, I., Halwani, A., Scott, E. C., Gutierrez, M., Schuster, S. J., Millenson, M. M., Cattry, D., Freeman, G. J., Rodig, S. J., Chapuy, B., Ligon, A. H., Zhu, L., Grosso, J. F., Kim, S. Y., Timmerman, J. M., Shipp, M. A. e Armand, P. (2015). "Bloqueio de Pd-1 com nivolumab em linfoma de hodgkin recidivante ou refratário". **N Engl J Med** *372*(4): 311-319.

Araten, D. J., Golde, D. W., Zhang, R. H., Thaler, H. T., Gargiulo, L., Notaro, R. e Luzzatto, L. (2005). "Uma medida quantitativa da taxa de mutação somática humana". **Cancer Res** *65*(18): 8111-8117.

Arnberg, N. (2009). "Receptores de adenovírus: Implications for tropism, treatment and targeting." **Rev Med Virol** *19*(3): 165-178.

Arnberg, N. (2012). "Receptores de adenovírus: Implicações para o direcionamento de vetores virais". **Trends Pharmacol Sci** *33*(8): 442-448.

Ascierto, P. A., Chiarion-Sileni, V., Muggiano, A., Mandala, M., Pimpinelli, N., Del Vecchio, M., Rinaldi, G., Simeone, E. e Queirolo, P. (2014). "Interferão alfa para o tratamento adjuvante do melanoma: Revisão da literatura internacional e recomendações práticas de um painel de peritos sobre a utilização do interferão." **J Chemother** *26*(4): 193-201.

Balakireva, L., Schoehn, G., Thouvenin, E. e Chroboczek, J. (2003). "A ligação do capsídeo do adenovírus à dipalmitoil fosfatidilcolina fornece uma nova via para a entrada do vírus". **J Virol** *77*(8): 48584866.

Barker, D. D. e Berk, A. J. (1987). "As proteínas de adenovírus de ambos os quadros de leitura e1b são necessárias para a transformação de células de roedores por infeção viral e transfecção de DNA." **Virologia** *156*(1): 107121.

Barton, K. N., Paielli, D., Zhang, Y., Koul, S., Brown, S. L., Lu, M., Seely, J., Kim, J. H. e Freytag, S. O. (2006). "O adenovírus oncolítico de segunda geração, compatível com a replicação, armado com genes suicidas melhorados e gene adp, demonstra maior eficácia sem aumento da toxicidade". **Mol Ther** *13*(2): 347-356.

Barton, K. N., Stricker, H., Brown, S. L., Elshaikh, M., Aref, I., Lu, M., Pegg, J., Zhang, Y., Karvelis, K. C., Siddiqui, F., Kim, J. H., Freytag, S. O. e Movsas, B. (2008). "Estudo de fase i da imagiologia não invasiva da expressão genética mediada por adenovírus na próstata humana". **Mol Ther** *16*(10): 17611769.

Barton, K. N., Xia, X., Yan, H., Stricker, H., Heisey, G., Yin, F. F., Nagaraja, T. N., Zhu, G., Kolozsvary, A., Fenstermacher, J. D., Lu, M., Kim, J. H., Freytag, S. O. e Brown, S. L. (2004). "Um método quantitativo para medir a magnitude da expressão genética e o volume fornecido por vectores de terapia genética". **Mol Ther** *9*(4): 625-631.

Bauerschmitz, G. J., Guse, K., Kanerva, A., Menzel, A., Herrmann, I., Desmond, R. A., Yamamoto, M., Nettelbeck, D. M., Hakkarainen, T., Dall, P., Curiel, D. T. e Hemminki, A. (2006). "Adenovírus oncolíticos de alvo triplo com o promotor cox2, transcomplementação e1a e quimerismo de serótipo para uma maior seletividade para células de cancro do ovário". **Mol Ther** *14*(2): 164-174.

Bauerschmitz, G. J., Ranki, T., Kangasniemi, L., Ribacka, C., Eriksson, M., Porten, M., Herrmann, I., Ristimaki, A., Virkkunen, P., Tarkkanen, M., Hakkarainen, T., Kanerva, A., Rein, D., Pesonen, S. e Hemminki, A. (2008). "Promotores específicos do tecido activos em células de cancro da mama cd44+cd24-/baixo". **Cancer Res** *68*(14): 5533-5539.

Bauzon, M. e Hermiston, T. W. (2008). "Explorar a diversidade: Genetic approaches to creating highly potent and efficacious oncolytic viruses" [Abordagens genéticas para a criação de vírus oncolíticos altamente potentes e eficazes]. **Curr Opin Mol Ther** *10*(4): 350-355.

Beaulieu, J. F. (1999). "Integrinas e funções das células intestinais humanas". **Front Biosci** *4*: D310-321.

Beyer, I., Cao, H., Persson, J., Song, H., Richter, M., Feng, Q., Yumul, R., van Rensburg, R., Li, Z., Berenson, R., Carter, D., Roffler, S., Drescher, C. e Lieber, A. (2012). "A coadministração do abridor de junção epitelial jo-1 melhora a eficácia e a segurança dos medicamentos quimioterápicos". **Clin Cancer Res** *18*(12): 3340-3351.

Beyer, I., van Rensburg, R., Strauss, R., Li, Z., Wang, H., Persson, J., Yumul, R., Feng, Q., Song, H., Bartek, J., Fender, P. e Lieber, A. (2011). "O abridor de junção epitelial jo-1 melhora a terapia de anticorpos monoclonais do cancro". **Cancer Res** *71*(22): 7080-7090.

Bilbao, R., Bustos, M., Alzuguren, P., Pajares, M. J., Drozdzik, M., Qian, C. e Prieto, J. (2000). "Uma barreira sangue-tumor limita a transferência de genes para o cancro do fígado experimental: The effect of vasoactive compounds". **Gene Ther** *7*(21):

1824-1832.

Bramante, S., Koski, A., Kipar, A., Diaconu, I., Liikanen, I., Hemminki, O., Vassilev, L., Parviainen, S., Cerullo, V., Pesonen, S. K., Oksanen, M., Heiskanen, R., Rouvinen-Lagerstrom, N., Merisalo- Soikkeli, M., Hakonen, T., Joensuu, T., Kanerva, A., Pesonen, S. e Hemminki, A. (2013). "Adenovírus oncolítico quimérico de sorotipo que codifica para gm-csf para tratamento de sarcoma em roedores e humanos". **Int J Cancer.**

Bramante, S., Koski, A., Kipar, A., Diaconu, I., Liikanen, I., Hemminki, O., Vassilev, L., Parviainen, S., Cerullo, V., Pesonen, S. K., Oksanen, M., Heiskanen, R., Rouvinen-Lagerstrom, N., Merisalo- Soikkeli, M., Hakonen, T., Joensuu, T., Kanerva, A., Pesonen, S. e Hemminki, A. (2014). "Adenovírus oncolítico quimérico de sorotipo que codifica para gm-csf para tratamento de sarcoma em roedores e humanos". **Int J Cancer** *135*(3): 720-730.

Cerullo, V., Koski, A., Vaha-Koskela, M. e Hemminki, A. (2012). "Capítulo oito - adenovírus oncolíticos para imunoterapia contra o cancro: Dados de ratos, hamsters e humanos". **Adv Cancer Res** *115*: 265-318.

Cerullo, V., Pesonen, S., Diaconu, I., Escutenaire, S., Arstila, P. T., Ugolini, M., Nokisalmi, P., Raki, M., Laasonen, L., Sarkioja, M., Rajecki, M., Kangasniemi, L., Guse, K., Helminen, A., Ahtiainen, L., Ristimaki, A., Raisanen-Sokolowski, A., Haavisto, E., Oksanen, M., Karli, E., Karioja-Kallio, A., Holm, S. L., Kouri, M., Joensuu, T., Kanerva, A. e Hemminki, A. "Oncolytic adenovirus coding for granulocyte macrophage colony-stimulating fator induces antitumoral immunity in cancer patients." **Cancer Res** *70*(11): 4297-4309.

Cerullo, V., Pesonen, S., Diaconu, I., Escutenaire, S., Arstila, P. T., Ugolini, M., Nokisalmi, P., Raki, M., Laasonen, L., Sarkioja, M., Rajecki, M., Kangasniemi, L., Guse, K., Helminen, A., Ahtiainen, L., Ristimaki, A., Raisanen-Sokolowski, A., Haavisto, E., Oksanen, M., Karli, E., Karioja-Kallio, A., Holm, S. L., Kouri, M., Joensuu, T., Kanerva, A. e Hemminki, A. (2010). "O adenovírus oncolítico que codifica o fator estimulador de colónias de macrófagos de granulócitos induz imunidade antitumoral em doentes com cancro". **Cancer Res** *70*(11): 4297-4309.

Chapman, P. B., D'Angelo, S. P. e Wolchok, J. D. (2015). "Erradicação rápida de uma massa volumosa de melanoma com uma dose de imunoterapia". **N Engl J Med.**

Chen, M. J., Green, N. K., Reynolds, G. M., Flavell, J. R., Mautner, V., Kerr, D. J., Young, L. S. e Searle, P. F. (2004). "Eficácia reforçada da terapia genética de ativação de pró-fármacos de escherichia coli nitroreductase/cb1954 utilizando um vetor de adenovírus oncolítico com eliminação de e1b-55k." **Gene Ther** *11*(14): 1126-1136.

Chu, Y., Heistad, D., Cybulsky, M. I. e Davidson, B. L. (2001). "A molécula de adesão celular vascular-1 aumenta a transferência de genes mediada por adenovírus". **Arterioscler Thromb Vasc Biol** *21*(2): 238-242.

Cody, J. J. e Douglas, J. T. (2009). "Adenovírus de replicação armada para viroterapia do cancro". **Cancer Gene Ther** *16*(6): 473-488.

Cohen, C. J., Shieh, J. T., Pickles, R. J., Okegawa, T., Hsieh, J. T. e Bergelson, J. M. (2001). "O recetor de coxsackievirus e adenovírus é um componente transmembrana da junção estreita". **Proc Natl Acad Sci U S A** *98*(26): 15191-15196.

Coley, W. B. (1891). "Ii. Contribuição para o conhecimento do sarcoma". **Ann Surg** *14*(3): 199-220.

Crawford, M. H. (2004). "História da biologia humana (1929-2004)." **Hum Biol** *76*(6): 805-815.

Crompton, A. M. e Kirn, D. H. (2007). "Do onyx-015 aos vírus vaccinia armados: A educação e a evolução do desenvolvimento de vírus oncolíticos". **Curr Cancer Drug Targets** *7*(2): 133-139.

de Jong, J. C., Osterhaus, A. D., Jones, M. S. e Harrach, B. (2008). "Adenovírus humano tipo 52: A type 41 in disguise?" **J Virol** *82*(7): 3809; resposta do autor 3809-3810.

de Souza, A. P. e Bonorino, C. (2009). "Ambiente imunossupressor do tumor: Effects on tumorspecific and nontumor antigen immune responses." **Expert Rev Anticancer Ther** *9*(9): 1317-1332.

DeWeese, T. L., van der Poel, H., Li, S., Mikhak, B., Drew, R., Goemann, M., Hamper, U., DeJong, R., Detorie, N., Rodriguez, R., Haulk, T., DeMarzo, A. M., Piantadosi, S., Yu, D. C., Chen, Y., Henderson, D. R., Carducci, M. A., Nelson, W. G. e Simons, J. W. (2001). "A phase i trial of cv706, a replication-competent, psa selective oncolytic adenovirus, for the treatment of locally recurrent prostate cancer following radiation therapy." **Cancer Res** *61*(20): 7464-7472.

Di, Y., Seymour, L. e Fisher, K. (2014). "Atividade de um adenovírus oncolítico do grupo b (coload1) no sangue humano total". **Gene Ther** *21*(4): 440-443.

Diaconu, I., Cerullo, V., Escutenaire, S., Kanerva, A., Bauerschmitz, G. J., Hernandez-Alcoceba, R., Pesonen, S. e Hemminki, A. (2010). "A replicação do adenovírus humano em hamsters sírios imunocompetentes pode ser atenuada com clorpromazina ou cidofovir." **J Gene Med** *12*(5): 435-445.

Dias, J. D., Guse, K., Nokisalmi, P., Eriksson, M., Chen, D. T., Diaconu, I., Tenhunen, M., Liikanen, I., Grenman, R., Savontaus, M., Pesonen, S., Cerullo, V. e Hemminki, A. (2010). "Abordagem multimodal utilizando adenovírus oncolítico, cetuximab, quimioterapia e radioterapia em culturas de células tumorais de baixa passagem hnscc." **Eur J Cancer** *46*(3): 625-635.

Dias, J. D., Hemminki, O., Diaconu, I., Hirvinen, M., Bonetti, A., Guse, K., Escutenaire, S., Kanerva, A., Pesonen, S., Loskog, A., Cerullo, V. e Hemminki, A. (2011). "Imunoterapia direcionada ao câncer com adenovírus oncolítico que codifica um anticorpo monoclonal totalmente humano específico para ctla-4". **Gene Ther.**

Eager, R. M. e Nemunaitis, J. (2011). "Direcções de desenvolvimento clínico na terapia viral oncolítica". **Cancer Gene Ther** *18*(5): 305-317.

Escutenaire, S., Cerullo, V., Diaconu, I., Ahtiainen, L., Hannuksela, P., Oksanen, M., Haavisto, E., Karioja-Kallio, A., Holm, S. L., Kangasniemi, L., Ribacka, C., Kauppinen, S., Joensuu, T., Arstila, T. P., Pesonen, S., Kanerva, A. e Hemminki, A. (2011). "Distribuição in vivo e in vitro de adenovírus oncolíticos do tipo 5 e modificados por fibra nos compartimentos sanguíneos humanos". **Ann Med** *43*(2): 151163.

Fechner, H., Haack, A., Wang, H., Wang, X., Eizema, K., Pauschinger, M., Schoemaker, R., Veghel, R., Houtsmuller, A., Schultheiss, H. P., Lamers, J. e Poller, W. (1999). "A expressão do recetor do adenovírus coxsackie e da alfav-integrina não se correlaciona com o direcionamento do adenovector in vivo, indicando barreiras anatómicas do vetor." **Gene Ther** *6*(9): 1520-1535.

Fleischli, C., Sirena, D., Lesage, G., Havenga, M. J., Cattaneo, R., Greber, U. F. e Hemmi, S. (2007). "Os serotipos 3, 7, 11 e 35 do adenovírus da espécie b partilham sítios de ligação semelhantes no recetor da proteína cofactora de membrana cd46." **J Gen Virol** *88*(Pt 11): 2925-2934.

Focosi, D., Caracciolo, F., Galimberti, S., Papineschi, F. e Petrini, M. (2008). "Varredura de animais de estimação falso-positiva causada pela vacinação com vírus da gripe inativado durante a remissão completa do linfoma anaplásico de células T". **Ann Hematol** *87*(4): 343-344.

Freytag, S. O., Khil, M., Stricker, H., Peabody, J., Menon, M., DePeralta-Venturina, M., Nafziger, D., Pegg, J., Paielli, D., Brown, S., Barton, K., Lu, M., Aguilar-Cordova, E. e Kim, J. H. (2002). "Estudo de fase i da terapia genética de duplo suicídio mediada por adenovírus compatível com a replicação para o tratamento do cancro da próstata localmente recorrente". **Cancer Res** *62*(17): 4968-4976.

Freytag, S. O., Rogulski, K. R., Paielli, D. L., Gilbert, J. D. e Kim, J. H. (1998). "Uma nova abordagem tripla para matar seletivamente as células cancerosas: Concomitante viral, duplo gene suicida e radioterapia". **Hum Gene Ther** *9*(9): 1323-1333.

Freytag, S. O., Stricker, H., Peabody, J., Pegg, J., Paielli, D., Movsas, B., Barton, K. N., Brown, S. L., Lu, M. e Kim, J. H. (2007). "Acompanhamento de cinco anos do ensaio de terapia genética suicida mediada por adenovírus compatível com a replicação para o tratamento do cancro da próstata". **Mol Ther** *15*(3): 636-642.

Fueyo, J., Gomez-Manzano, C., Alemany, R., Lee, P. S., McDonnell, T. J., Mitlianga, P., Shi, Y. X., Levin, V. A., Yung, W. K. e Kyritsis, A. P. (2000). "Um adenovírus oncolítico mutante que visa a via rb produz efeito anti-glioma in vivo". **Oncogene** *19*(1): 2-12.

Fujiwara, T., Urata, Y. e Tanaka, N. (2007). "Viroterapia oncolítica específica da telomerase para o cancro humano com o promotor htert". **Curr Cancer Drug Targets** *7*(2): 191-201.

Futreal, P. A., Coin, L., Marshall, M., Down, T., Hubbard, T., Wooster, R., Rahman, N. e Stratton, M. R. (2004). "Um censo dos genes do cancro humano". **Nat Rev Cancer** *4*(3): 177-183.

Galanis, E., Bateman, A., Johnson, K., Diaz, R. M., James, C. D., Vile, R. e Russell, S. J. (2001). "Utilização de glicoproteínas de membrana fusogénicas virais como novos transgenes terapêuticos em gliomas". **Hum Gene Ther** *12*(7): 811-821.

Ganesh, S., Gonzalez Edick, M., Idamakanti, N., Abramova, M., Vanroey, M., Robinson, M., Yun, C. O. e Jooss, K. (2007). "O adenovírus oncolítico quimérico de fibra que expressa relaxina prolonga a sobrevivência de ratos portadores de tumor". **Cancer Res** *67*(9): 4399-4407.

Georgiades, J., Zielinski, T., Cicholska, A. e Jordan, E. (1959). "Investigação sobre o efeito oncolítico dos vírus apc no cancro do colo do útero; relatório preliminar". **Biul Inst Med Morsk Gdansk** *10*: 49-57.

Ginn, S. L., Alexander, I. E., Edelstein, M. L., Abedi, M. R. e Wixon, J. (2013). "Ensaios clínicos de terapia genética em todo o mundo até 2012 - uma atualização." **J Gene Med** *15*(2): 65-77.

Gros, A., Martinez-Quintanilla, J., Puig, C., Guedan, S., Mollevi, D. G., Alemany, R. e Cascallo, M. (2008). "Bioselecção de uma mutação de ganho de função que aumenta a libertação do adenovírus 5 e melhora a sua potência antitumoral". **Cancer Res** *68*(21): 8928-8937.

Hakkarainen, T., Sarkioja, M., Lehenkari, P., Miettinen, S., Ylikomi, T., Suuronen, R., Desmond, R. A., Kanerva, A. e Hemminki, A. (2007). "As células estaminais mesenquimais humanas não têm tropismo tumoral, mas aumentam a atividade antitumoral dos adenovírus oncolíticos em tumores ortotópicos do pulmão e da mama." **Hum Gene Ther** *18*(7): 627-641.

Hanahan, D. e Weinberg, R. A. (2000). "The hallmarks of cancer". **Cell** *100*(1): 57-70.

Hanahan, D. e Weinberg, R. A. (2011). "Caraterísticas do cancro: A próxima geração". **Cell** *144*(5): 646-674.

Haviv, Y. S., Blackwell, J. L., Li, H., Wang, M., Lei, X. e Curiel, D. T. (2001). "O choque térmico e a proteína de choque térmico 70i aumentam o efeito oncolítico do adenovírus replicativo". **Cancer Res** *61*(23): 83618365.

He, L. F., Gu, J. F., Tang, W. H., Fan, J. K., Wei, N., Zou, W. G., Zhang, Y. H., Zhao, L. L. e Liu, X. Y. (2008). "Atividade antitumoral significativa do adenovírus oncolítico que expressa o interferão-beta humano para o carcinoma hepatocelular". **J Gene Med** *10*(9): 983-992.

Hemminki, A. (2012). **Mol Ther**: 1654-1655.

Hemminki, A. (2012). "Tratamento do cancro refratário à quimioterapia no programa de acesso à terapia avançada". **Mol Ther** *20*(9): 1654-1655.

Hemminki, A. (2015). Atravessar o vale da morte com terapia avançada. Turku, Finlândia, Nomerta

Hemminki, K., Li, X., Sundquist, K. e Sundquist, J. (2008). "Riscos familiares para doenças comuns: Etiologic clues and guidance to gene identification." **Mutat Res** *658*(3): 247-258.

Hemminki, O., Bauerschmitz, G., Hemmi, S., Lavilla-Alonso, S., Diaconu, I., Guse, K., Koski, A., Desmond, R. A., Lappalainen, M., Kanerva, A., Cerullo, V., Pesonen, S. e Hemminki, A. (2011). "Adenovírus oncolítico baseado no sorotipo 3". **Cancer Gene Ther** *18*(4): 288-296.

Hemminki, O., Diaconu, I., Cerullo, V., Pesonen, S. K., Kanerva, A., Joensuu, T., Kairemo, K., Laasonen, L., Partanen, K., Kangasniemi, L., Lieber, A., Pesonen, S. e Hemminki, A. (2012). "Ad3-htert-e1a, um adenovírus oncolítico totalmente sorotipo 3, em pacientes com câncer refratário à quimioterapia". **Mol Ther**.

Hemminki, O., Immonen, R., Narvainen, J., Kipar, A., Paasonen, J., Jokivarsi, K. T., Yli-Ollila, H., Soininen, P., Partanen, K., Joensuu, T., Parvianen, S., Pesonen, S. K., Koski, A., Vaha-Koskela, M., Cerullo, V., Pesonen, S., Grohn, O. H. e Hemminki, A. (2014). "A imagem de ressonância magnética in vivo e a espetroscopia identificam respondedores de adenovírus oncolíticos". **Int J Cancer** *134*(12): 28782890.

Hemminki, O., Parviainen, S., Juhila, J., Turkki, R., Linder, N., Lundin, J., Kankainen, M., Ristimaki, A., Koski, A., Liikanen, I., Oksanen, M., Nettelbeck, D. M., Kairemo, K., Partanen, K., Joensuu, T., Kanerva, A. e Hemminki, A. (2015). "Dados imunológicos de pacientes com câncer tratados com ad5 / 3-e2f-delta24-gmcsf sugerem utilidade para imunoterapia tumoral." **Oncotarget** *6*(6): 4467-4481.

Hemminki, O. H., A (2014). Adenovírus oncolíticos no tratamento do cancro em humanos Terapia genética do cancro. S. G. a. E. C. Lattime, Elsevier/Academic Press. **3ª edição**.

Hodi, F. S., O'Day, S. J., McDermott, D. F., Weber, R. W., Sosman, J. A., Haanen, J. B., Gonzalez, R., Robert, C., Schadendorf, D., Hassel, J. C., Akerley, W., van den Eertwegh, A. J., Lutzky, J., Lorigan, P., Vaubel, J. M., Linette, G. P., Hogg, D., Ottensmeier, C. H., Lebbe, C., Peschel, C., Quirt, I., Clark, J. I., Wolchok, J. D., Weber, J. S., Tian, J., Yellin, M. J., Nichol, G. M., Hoos, A. e Urba, W. J. (2010). "Melhoria da sobrevivência com ipilimumab em doentes com melanoma metastático". **N Engl J Med** *363*(8): 711-723.

Homet Moreno, B. e Ribas, A. (2015). "Terapia anti-programada de proteína-1/ligante-1 de morte celular em diferentes cancros". **Br J Cancer** *112*(9): 1421-1427.

Hong, S. S., Karayan, L., Tournier, J., Curiel, D. T. e Boulanger, P. A. (1997). "O botão de fibra do adenovírus tipo 5 liga-se ao domínio mhc classe i alfa2 na superfície de células epiteliais e b linfoblastóides humanas". **EMBO J** *16*(9): 2294-2306.

Hood, J. D., Bednarski, M., Frausto, R., Guccione, S., Reisfeld, R. A., Xiang, R. e Cheresh, D. A. (2002). "Regressão tumoral por entrega de genes direcionados para a neovasculatura". **Ciência** *296*(5577): 2404-2407.

Hoos, A., Eggermont, A. M., Janetzki, S., Hodi, F. S., Ibrahim, R., Anderson, A., Humphrey, R., Blumenstein, B., Old, L. e Wolchok, J. (2010). "Endpoints melhorados para ensaios de imunoterapia contra o cancro". **J Natl Cancer Inst** *102*(18): 1388-1397.

Huebner, R. J., Bell, J. A., Rowe, W. P., Ward, T. G., Suskind, R. G., Hartley, J. W. e Paffenbarger, R. S., Jr. (1955). "Estudos de vacinas adenoideais-faríngeas-conjuntivais em voluntários". **J Am Med Assoc** *159*(10): 986-989.

Huebner, R. J., Rowe, W. P., Schatten, W. E., Smith, R. R. e Thomas, L. B. (1956). "Estudos sobre a utilização de vírus no tratamento do carcinoma do colo do útero". **Cancer** *9*(6): 1211-1218.

Jin, F., Kretschmer, P. J. e Hermiston, T. W. (2005). "Identificação de novos locais de inserção no genoma ad5 que utilizam a maquinaria de splicing ad para a expressão de genes terapêuticos". **Mol Ther** *12*(6): 1052-1063.

Jogler, C., Hoffmann, D., Theegarten, D., Grunwald, T., Uberla, K. e Wildner, O. (2006). "Propriedades de replicação do adenovírus humano in vivo e em culturas de células primárias de diferentes espécies animais". **J Virol** *80*(7): 3549-3558.

June, C. H., Riddell, S. R. e Schumacher, T. N. (2015). "Terapia celular adotiva: Uma corrida para a linha de chegada". **Sci Transl Med** *7*(280): 280ps287.

Kanerva, A., Mikheeva, G. V., Krasnykh, V., Coolidge, C. J., Lam, J. T., Mahasreshti, P. J., Barker, S. D., Straughn, M., Barnes, M. N., Alvarez, R. D., Hemminki, A. e Curiel, D. T. (2002). "O direcionamento do adenovírus para o recetor do sorotipo 3 aumenta a eficiência da transferência de genes para células de câncer de ovário". **Clin Cancer Res** *8*(1): 275-280.

Kanerva, A., Nokisalmi, P., Diaconu, I., Koski, A., Cerullo, V., Liikanen, I., Tahtinen, S., Oksanen, M., Heiskanen, R., Pesonen, S., Joensuu, T., Alanko, T., Partanen, K., Laasonen, L., Kairemo, K., Kangasniemi, L. e Hemminki, A. (2013). "Imunidade antiviral e antitumoral de células t em pacientes tratados com adenovírus oncolítico codificador de gm-csf". **Clin Cancer Res** *19*(10): 2734-2744.

Kanerva, A., Zinn, K. R., Chaudhuri, T. R., Lam, J. T., Suzuki, K., Uil, T. G., Hakkarainen, T., Bauerschmitz, G. J., Wang, M., Liu, B., Cao, Z., Alvarez, R. D., Curiel, D. T. e Hemminki, A. (2003). "Eficácia terapêutica melhorada para o cancro do ovário com um adenovírus oncolítico direcionado para o recetor do serótipo 3". **Mol Ther** *8*(3): 449-458.

Kantoff, P. W., Higano, C. S., Shore, N. D., Berger, E. R., Small, E. J., Penson, D. F., Redfern, C. H., Ferrari, A. C., Dreicer, R., Sims, R. B., Xu, Y., Frohlich, M. W. e Schellhammer, P. F. (2010). "Imunoterapia com sipuleucel-t para cancro da próstata resistente à castração". **N Engl J Med** *363*(5): 411422.

Kantoff, P. W., Schuetz, T. J., Blumenstein, B. A., Glode, L. M., Bilhartz, D. L., Wyand, M., Manson, K., Panicali, D. L., Laus, R., Schlom, J., Dahut, W. L., Arlen, P. M., Gulley, J. L. e Godfrey, W. R. (2010). "Análise de sobrevivência global de um ensaio controlado randomizado de fase ii de uma imunoterapia direcionada a psa baseada em poxviral em câncer de próstata metastático resistente à castração". **J Clin Oncol** *28*(7): 1099-1105.

Kaufman, H. L. e Bines, S. D. (2010). "Ensaio Optim: Um ensaio de fase iii de um vírus herpes oncolítico que codifica gm-csf para melanoma irressecável em estágio iii ou iv." **Future Oncol** *6*(6): 941-949.

Kelly, E. e Russell, S. J. (2007). "História dos vírus oncolíticos: Da génese à engenharia genética". **Mol Ther** *15*(4): 651-659.

Khuri, F. R., Nemunaitis, J., Ganly, I., Arseneau, J., Tannock, I. F., Romel, L., Gore, M., Ironside, J., MacDougall, R. H., Heise, C., Randlev, B., Gillenwater, A. M., Bruso, P., Kaye, S. B., Hong, W. K. e Kirn, D. H. (2000). "A controlled trial of intratumoral onyx-015, a selectively-replicating adenovirus, in combination with cisplatin and 5-fluorouracil in patients with recurrent head and neck cancer." **Nat Med** *6*(8): 879-885.

Kirkwood, J. M., Butterfield, L. H., Tarhini, A. A., Zarour, H., Kalinski, P. e Ferrone, S. (2012). "Imunoterapia do cancro em 2012". **CA Cancer J Clin** *62*(5): 309-335.

Kirn, D. (2006). "O fim do começo: Oncolytic virotherapy achieves clinical proof-of-concept". **Mol Ther** *13*(2): 237-238.

Kochenderfer, J. N. e Rosenberg, S. A. (2013). "Tratamento do câncer de células b com células t que expressam receptores de antígeno quimérico anti-cd19". **Nat Rev Clin Oncol** *10* (5): 267-276.

Komarova, S., Kawakami, Y., Stoff-Khalili, M. A., Curiel, D. T. e Pereboeva, L. (2006). "Células progenitoras mesenquimais como veículos celulares para a entrega de adenovírus oncolíticos". **Mol Cancer Ther** *5*(3): 755-766.

Koski, A., Kangasniemi, L., Escutenaire, S., Pesonen, S., Cerullo, V., Diaconu, I., Nokisalmi, P., Raki, M., Rajecki, M., Guse, K., Ranki, T., Oksanen, M., Holm, S. L., Haavisto, E., Karioja-Kallio, A., Laasonen, L., Partanen, K., Ugolini, M., Helminen, A., Karli, E., Hannuksela, P., Joensuu, T., Kanerva, A. e Hemminki, A. "Treatment of cancer patients with a serotype 5/3 chimeric oncolytic adenovirus expressing gmcsf." **Mol Ther** *18*(10): 1874-1884.

Koski, A., Kangasniemi, L., Escutenaire, S., Pesonen, S., Cerullo, V., Diaconu, I., Nokisalmi, P., Raki, M., Rajecki, M., Guse, K., Ranki, T., Oksanen, M., Holm, S. L., Haavisto, E., Karioja-Kallio, A., Laasonen, L., Partanen, K., Ugolini, M., Helminen, A., Karli, E., Hannuksela, P., Joensuu, T., Kanerva, A. e Hemminki, A. (2010). "Tratamento de doentes com cancro com um adenovírus oncolítico quimérico do serótipo 5/3 que expressa gmcsf". **Mol Ther** *18*(10): 1874-1884.

Koski, A., Karli, E., Kipar, A., Escutenaire, S., Kanerva, A. e Hemminki, A. (2013). "A mutação do local de ligação do sulfato de heparano do eixo da fibra de um adenovírus quimérico 5/3 reduz o tropismo hepático." **PLoS One** *8*(4): e60032.

Koski et al., A. K., Helena Ahtinen, Anne Roivainen, Heidi Liljenback, Minna Oksanen, Kaarina Partanen, Leena Laasonen, Kalevi Kairemo, Akseli Hemminki (2012). [18f]-fdg-pet versus ct para avaliação do tratamento com vírus oncolítico em pacientes com cancro avançado. ASGCT. Filadélfia, EUA.

Kotha, P. L., Sharma, P., Kolawole, A. O., Yan, R., Alghamri, M. S., Brockman, T. L., Gomez-Cambronero, J. e Excoffon, K. J. (2015). "A entrada de adenovírus da superfície apical de epitélios polarizados é facilitada pela resposta imune inata do hospedeiro." **PLoS Pathog** *11*(3): e1004696.

Kreppel, F. e Kochanek, S. (2008). "Modificação de vetores de transferência de genes de adenovírus com polímeros sintéticos: A scientific review and technical guide". **Mol Ther** *16*(1): 16-29.

Kuhn, I., Harden, P., Bauzon, M., Chartier, C., Nye, J., Thorne, S., Reid, T., Ni, S., Lieber, A., Fisher, K., Seymour, L., Rubanyi, G. M., Harkins, R. N. e Hermiston, T. W. (2008). "A evolução dirigida gera um novo vírus oncolítico para o tratamento do cancro do cólon". **PLoS One** *3*(6): e2409.

Kumar, S., Gao, L., Yeagy, B. e Reid, T. (2008). "Combinações de vírus e quimioterapia para o tratamento de cancros humanos". **Curr Opin Mol Ther** *10*(4): 371-379.

Kuruppu, D., Brownell, A. L., Zhu, A., Yu, M., Wang, X., Kulu, Y., Fuchs, B. C., Kawasaki, H. e Tanabe, K. K. (2007). "Tomografia por emissão de positrões da oncólise do vírus herpes simplex 1". **Cancer Res** *67*(7): 3295-3300.

Kuster, K., Koschel, A., Rohwer, N., Fischer, A., Wiedenmann, B. e Anders, M. (2010). "A regulação negativa do recetor de coxsackie e adenovírus em células cancerígenas por hipóxia depende de hif-1alpha." **Cancer Gene Ther** *17*(2): 141-146.

L., V. (2014). A administração intratumoral repetida de oncos-102 leva a uma ativação imune celular e transcricional robusta no local do tumor em um paciente com câncer de ovário. CIMT. Mainz, Alemanha).

Lapteva, N., Aldrich, M., Weksberg, D., Rollins, L., Goltsova, T., Chen, S. Y. e Huang, X. F. (2009). "O direcionamento das células dendríticas intratumorais pela vacina adenoviral oncolítica que expressa rantes provoca imunidade antitumoral potente". **J Immunother** *32*(2): 145-156.

Lee, Y. S., Kim, J. H., Choi, K. J., Choi, I. K., Kim, H., Cho, S., Cho, B. C. e Yun, C. O. (2006). "Efeito antitumoral melhorado do adenovírus oncolítico que expressa interleucina-12 e b7-1 num modelo murino imunocompetente". **Clin Cancer Res** *12*(19): 5859-5868.

Li, J. L., Liu, H. L., Zhang, X. R., Xu, J. P., Hu, W. K., Liang, M., Chen, S. Y., Hu, F. e Chu, D. T. (2009). "Um ensaio de fase i de administração intratumoral de adenovírus oncolítico recombinante que superexpressa hsp70 em pacientes com tumor sólido avançado". **Gene Ther** *16*(3): 376-382.

Liikanen, I., Ahtiainen, L., Hirvinen, M. L., Bramante, S., Cerullo, V., Nokisalmi, P., Hemminki, O., Diaconu, I., Pesonen, S., Koski, A., Kangasniemi, L., Pesonen, S. K., Oksanen, M., Laasonen, L., Partanen, K., Joensuu, T., Zhao, F., Kanerva, A. e Hemminki, A. (2013). "O adenovírus oncolítico com temozolomida induz autofagia e respostas imunes antitumorais em pacientes com câncer". **Mol Ther** *21*(6): 1212-1223.

Liikanen, I., Koski, A., Merisalo-Soikkeli, M., Hemminki, O., Oksanen, M., Kairemo, K., Joensuu, T., Kanerva, A. e Hemminki, A. (2015). "O soro hmgb1 é um biomarcador preditivo e prognóstico para imunoterapia oncolítica". **Oncoimunologia** *4*(3): e989771.

Liikanen, I., Monsurro, V., Ahtiainen, L., Raki, M., Hakkarainen, T., Diaconu, I., Escutenaire, S., Hemminki, O., Dias, J. D., Cerullo, V., Kanerva, A., Pesonen, S., Marzioni, D., Colombatti, M. e Hemminki, A. (2011). "A indução de vias de interferão medeia a resistência in vivo ao adenovírus oncolítico". **Mol Ther** *19*(10): 1858-1866.

Lin, K., Lipsitz, R., Miller, T. e Janakiraman, S. (2008). "Benefits and harms of prostate-specific antigen screening for prostate cancer: An evidence update for the u.S. Preventive services task force." **Ann Intern Med** *149*(3): 192-199.

Lin, X., Huang, H., Li, S., Li, H., Li, Y., Cao, Y., Zhang, D., Xia, Y., Guo, Y., Huang, W. e Jiang, W. (2007). "Um ensaio clínico de fase i de um gene de endostatina mediado por adenovírus (e10a) em pacientes com tumores sólidos". **Cancer Biol Ther** *6*(5): 648-653.

Liu, X., Cao, X., Wei, R., Cai, Y., Li, H., Gui, J., Zhong, D., Liu, X. Y. e Huang, K. (2012). "Terapia genético-viro-alvo do câncer de fígado por um vetor adenoviral oncolítico de dupla regulação que abriga il-24 e trilha". **Cancer Gene Ther** *19*(1): 49-57.

Long, G. V., Atkinson, V., Ascierto, P. A., Brady, B., Dutriaux, C., maio, M., Mortier, L., Hassel, J. C., Rutkowski, P., McNeil, C., Kalinka-Warzocha, E., Savage, K. J., Hernberg, M., Lebbe, C., Charles, J., Mihalcioiu, C., Chiarion-Sileni, V., Mauch, C., Schmidt, H., Schadendorf, D., Gogas, H., Horak, C., Sharkey, B., Waxman, I. M. e Robert, C. (2015). "Nivolumab melhorou a sobrevivência vs dacarbazina em pacientes com melanoma avançado não tratado". **J Transl Med** *13*: 2063.

Lu, M., Freytag, S. O., Stricker, H., Kim, J. H., Barton, K. e Movsas, B. (2011). "Conceção adaptativa sem descontinuidades para um ensaio de eficácia da terapia genética suicida mediada por adenovírus compatível com a replicação e radiação no cancro da próstata recém-diagnosticado (ensaio de recapitulação)." **Contemp Clin Trials** *32*(3): 453-460.

Lu, W., Zheng, S., Li, X. F., Huang, J. J., Zheng, X. e Li, Z. (2004). "Injeção intra-tumoral de h101, um adenovírus recombinante, em combinação com quimioterapia em doentes com cancros avançados: Um ensaio clínico piloto de fase II". **World J Gastroenterol** *10*(24): 3634-3638.

Lu, Z. Z., Wang, H., Zhang, Y., Cao, H., Li, Z., Fender, P. e Lieber, A. (2013). "Partículas penton-dodecaédricas desencadeiam a abertura de junções intercelulares e facilitam a disseminação viral durante a infeção pelo adenovírus sorotipo 3 de células epiteliais". **PLoS Pathog** *9*(10): e1003718.

Luisoni, S., Suomalainen, M., Boucke, K., Tanner, L. B., Wenk, M. R., Guan, X. L., Grzybek, M., Coskun, U. e Greber, U. F. (2015). "A co-opção de ferimentos na membrana permite a penetração do vírus nas células". **Cell Host Microbe** *18*(1): 75-85.

Lukashok, S. A. e Horwitz, M. S. (1998). "Novas perspectivas em adenovírus". **Curr Clin Top Infect Dis** *18*: 286-305.

Madisch, I., Harste, G., Pommer, H. e Heim, A. (2005). "Análise filogenética dos principais determinantes de neutralização e hemaglutinação de todos os protótipos de adenovírus humanos como base para a classificação molecular e a taxonomia". **J Virol** *79*(24): 15265-15276.

Malmstrom, P. U., Loskog, A. S., Lindqvist, C. A., Mangsbo, S. M., Fransson, M., Wanders, A., Gardmark, T. e Totterman, T. H. (2010). "Terapia imunogénica Adcd40l para carcinoma da bexiga - o primeiro ensaio de fase i/iia". **Clin Cancer Res** *16*(12): 3279-3287.

Maude, S. L., Frey, N., Shaw, P. A., Aplenc, R., Barrett, D. M., Bunin, N. J., Chew, A., Gonzalez, V. E., Zheng, Z., Lacey, S. F., Mahnke, Y. D., Melenhorst, J. J., Rheingold, S. R., Shen, A., Teachey, D. T., Levine, B. L., June, C. H., Porter, D. L. e Grupp, S. A. (2014). "Células t do receptor de antígeno quimérico para remissões sustentadas na leucemia". **N Engl J Med** *371* (16): 1507-1517.

Meier, O. e Greber, U. F. (2004). "Endocitose de adenovírus". **J Gene Med** *6 Suppl 1*: S152-163.

Melcher, A., Parato, K., Rooney, C. M. e Bell, J. C. (2011). "Trovão e relâmpago: A imunoterapia e os vírus oncolíticos colidem". **Mol Ther** *19*(6): 1008-1016.

Mellman, I., Coukos, G. e Dranoff, G. (2011). "A imunoterapia do cancro atinge a maioridade". **Nature** *480*(7378): 480-489.

Motzer, R. J., Escudier, B., McDermott, D. F., George, S., Hammers, H. J., Srinivas, S., Tykodi, S. S., Sosman, J. A., Procopio,

G., Plimack, E. R., Castellano, D., Choueiri, T. K., Gurney, H., Donskov, F., Bono, P., Wagstaff, J., Gauler, T. C., Ueda, T., Tomita, Y., Schutz, F. A., Kollmannsberger, C., Larkin, J., Ravaud, A., Simon, J. S., Xu, L. A., Waxman, I. M. e Sharma, P. (2015). "Nivolumab versus everolimus no carcinoma avançado de células renais". **N Engl J Med**.

Motzer, R. J., Rini, B. I., McDermott, D. F., Redman, B. G., Kuzel, T. M., Harrison, M. R., Vaishampayan, U. N., Drabkin, H. A., George, S., Logan, T. F., Margolin, K. A., Plimack, E. R., Lambert, A. M., Waxman, I. M. e Hammers, H. J. (2015). "Nivolumab para carcinoma de células renais metastático: Resultados de um ensaio randomizado de fase ii". **J Clin Oncol** *33*(13): 1430-1437.

Nagy, R., Sweet, K. e Eng, C. (2004). "Síndromes de cancro hereditário altamente penetrantes". **Oncogene** *23*(38): 6445-6470.

Nauts, H. C., Swift, W. E. e Coley, B. L. (1946). "O tratamento de tumores malignos por toxinas bacterianas, desenvolvido pelo falecido William B. Coley, MD, revisado à luz da pesquisa moderna". **Cancer Res** *6*: 205-216.

Nemunaitis, J., Tong, A. W., Nemunaitis, M., Senzer, N., Phadke, A. P., Bedell, C., Adams, N., Zhang, Y. A., Maples, P. B., Chen, S., Pappen, B., Burke, J., Ichimaru, D., Urata, Y. e Fujiwara, T. (2010). "Um estudo de fase i de adenovírus oncolítico competente para replicação específica de telomerase (telomelisina) para vários tumores sólidos." **Mol Ther** *18*(2): 429-434.

Nokisalmi, P., Pesonen, S., Escutenaire, S., Sarkioja, M., Raki, M., Cerullo, V., Laasonen, L., Alemany, R., Rojas, J., Cascallo, M., Guse, K., Rajecki, M., Kangasniemi, L., Haavisto, E., Karioja-Kallio, A., Hannuksela, P., Oksanen, M., Kanerva, A., Joensuu, T., Ahtiainen, L. e Hemminki, A. (2010). "Adenovírus oncolítico icovir-7 em pacientes com tumores sólidos avançados e refractários". **Clin Cancer Res** *16*(11): 3035-3043.

Pardoll, D. M. (2012). "O bloqueio de pontos de verificação imunológica na imunoterapia do câncer". **Nat Rev Cancer** *12*(4): 252-264.

Perez-Jacoiste Asin, M. A., Fernandez-Ruiz, M., Lopez-Medrano, F., Lumbreras, C., Tejido, A., San Juan, R., Arrebola-Pajares, A., Lizasoain, M., Prieto, S. e Aguado, J. M. (2014). "Infeção por Bacillus calmette-guerin (bcg) após administração intravesical de bcg como terapia adjuvante para câncer de bexiga: Incidência, factores de risco e resultados numa série de uma única instituição e revisão da literatura." **Medicine (Baltimore)** *93*(17): 236-254.

Pesonen, S., Diaconu, I., Cerullo, V., Escutenaire, S., Raki, M., Kangasniemi, L., Nokisalmi, P., Dotti, G., Guse, K., Laasonen, L., Partanen, K., Karli, E., Haavisto, E., Oksanen, M., Karioja-Kallio, A., Hannuksela, P., Holm, S. L., Kauppinen, S., Joensuu, T., Kanerva, A. e Hemminki, A. (2012). "Adenovírus oncolíticos direcionados à integrina ad5-d24-rgd e ad5-rgd-d24-gmcsf para o tratamento de pacientes com tumores sólidos refratários à quimioterapia avançada". **Int J Cancer** *130*(8): 1937-1947.

Pesonen, S., Diaconu, I., Kangasniemi, L., Ranki, T., Kanerva, A., Pesonen, S. K., Gerdemann, U., Leen, A. M., Kairemo, K., Oksanen, M., Haavisto, E., Holm, S. L., Karioja-Kallio, A., Kauppinen, S., Partanen, K. P., Laasonen, L., Joensuu, T., Alanko, T., Cerullo, V. e Hemminki, A. (2012). "Imunoterapia oncolítica de tumores sólidos avançados com um adenovírus replicante que expressa cd40l: Avaliação da segurança e das respostas imunológicas em pacientes". **Cancer Res** *72*(7): 16211631.

Pesonen, S., Nokisalmi, P., Escutenaire, S., Sarkioja, M., Raki, M., Cerullo, V., Kangasniemi, L., Laasonen, L., Ribacka, C., Guse, K., Haavisto, E., Oksanen, M., Rajecki, M., Helminen, A., Ristimaki, A., Karioja-Kallio, A., Karli, E., Kantola, T., Bauerschmitz, G., Kanerva, A., Joensuu, T. e Hemminki, A. (2010). "Circulação sistémica prolongada de adenovírus oncolítico quimérico ad5/3- cox2l-d24 em doentes com tumores sólidos metastáticos e refractários." **Gene Ther** *17*(7): 892-904.

Postow, M. A., Chesney, J., Pavlick, A. C., Robert, C., Grossmann, K., McDermott, D., Linette, G. P., Meyer, N., Giguere, J. K., Agarwala, S. S., Shaheen, M., Ernstoff, M. S., Minor, D., Salama, A. K., Taylor, M., Ott, P. A., Rollin, L. M., Horak, C., Gagnier, P., Wolchok, J. D. e Hodi, F. S. (2015). "Nivolumab e ipilimumab versus ipilimumab em melanoma não tratado". **N Engl J Med**.

Prieto, P. A., Yang, J. C., Sherry, R. M., Hughes, M. S., Kammula, U. S., White, D. E., Levy, C. L., Rosenberg, S. A. e Phan, G. Q. (2012). "Bloqueio de Ctla-4 com ipilimumab: Acompanhamento a longo prazo de 177 pacientes com melanoma metastático". **Clin Cancer Res** *18*(7): 2039-2047.

Puzanov, I. e. a. (2014). Análise primária de um ensaio multicêntrico de fase 1b para avaliar a segurança e eficácia de talimogene laherparepvec (t-vec) e ipilimumab (ipi) em melanoma de estágio iiib-iv não tratado previamente e não ressecado. ASCO.

Rajecki, M., Kangasmaki, A., Laasonen, L., Escutenaire, S., Hakkarainen, T., Haukka, J., Ristimaki, A., Kairemo, K., Kangasniemi, L., Kiljunen, T., Joensuu, T., Pesonen, S. e Hemminki, A. (2011). "Imagem de espetro do simportador de iodeto de sódio de um paciente tratado com adenovírus oncolítico ad5 / 3- delta24-hnis." **Mol Ther** *19*(4): 629-631.

Raki, M., Sarkioja, M., Escutenaire, S., Kangasniemi, L., Haavisto, E., Kanerva, A., Cerullo, V., Joensuu, T., Oksanen, M., Pesonen, S. e Hemminki, A. (2011). "Mudando o botão de fibra de adenovírus oncolíticos para evitar anticorpos neutralizantes em pacientes com câncer humano." **J Gene Med** *13*(5): 253-261.

Ranki, T. (2012). Avaliação pré-clínica e clínica da imunoterapia oncolítica com ad5/3-e2f1- δ24-gmcsf (cgtg-602), um adenovírus produtor de gm-csf direcionado a tumores em quatro níveis ASGCT 2012. Filadélfia.

Raper, S. E., Chirmule, N., Lee, F. S., Wivel, N. A., Bagg, A., Gao, G. P., Wilson, J. M. e Batshaw, M. L. (2003). "Síndrome de resposta inflamatória sistémica fatal num doente com deficiência de ornitina transcarbamilase após transferência de genes adenovirais". **Mol Genet Metab** *80*(1-2): 148-158.

Redelman-Sidi, G., Glickman, M. S. e Bochner, B. H. (2014). "O mecanismo de ação da terapia bcg para câncer de bexiga - uma perspetiva atual." **Nat Rev Urol** *11*(3): 153-162.

Redman, J. M., Hill, E. M., AlDeghaither, D. e Weiner, L. M. (2015). "Mecanismos de ação de anticorpos terapêuticos para o câncer". **Mol Immunol**.

Reid, T., Galanis, E., Abbruzzese, J., Sze, D., Andrews, J., Romel, L., Hatfield, M., Rubin, J. e Kim, D. (2001). "Administração intra-arterial de um adenovírus seletivo para replicação (dl1520) em pacientes com carcinoma colorrectal metastático para o fígado: A phase i trial". **Gene Ther** *8*(21): 1618-1626.

Reid, T. R., Freeman, S., Post, L., McCormick, F. e Sze, D. Y. (2005). "Efeitos do onyx-015 em doentes com cancro colorrectal metastático que falharam o tratamento prévio com 5-fu/leucovorina". **Cancer Gene Ther** *12*(8): 673-681.

Robbins, P. F., Morgan, R. A., Feldman, S. A., Yang, J. C., Sherry, R. M., Dudley, M. E., Wunderlich, J. R., Nahvi, A. V., Helman, L. J., Mackall, C. L., Kammula, U. S., Hughes, M. S., Restifo, N. P., Raffeld, M., Lee, C. C., Levy, C. L., Li, Y. F., El-Gamil, M., Schwarz, S. L., Laurencot, C. e Rosenberg, S. A. (2011). "Regressão tumoral em pacientes com sarcoma de células sinoviais metastático e melanoma usando linfócitos geneticamente modificados reativos com ny-eso-1." **J Clin Oncol** *29*(7): 917-924.

Robert Hans Ingemar Andtbacka, F. A. C., Thomas Amatruda, Neil N. Senzer, Jason Chesney, Keith A. Delman, Lynn E. Spitler, Igor Puzanov, Susan Doleman, Yining Ye, Ari M. Vanderwalde, Robert Coffin e Howard Kaufman (2013). "Optim: Um estudo randomizado de fase iii de talimogene laherparepvec (t-vec) versus fator estimulador de colônias de granulócitos-macrófagos (gm-csf) subcutâneo (sc) para o tratamento (tx) de melanoma não ressecado em estágio iiib / ce iv. **Jornal de Oncologia Clínica, Resumos da Reunião Anual da ASCO de 2013.**

Vol 31, No 18_suppl (Suplemento de 20 de junho), 2013: LBA9008.

Roelvink, P. W., Lizonova, A., Lee, J. G., Li, Y., Bergelson, J. M., Finberg, R. W., Brough, D. E., Kovesdi, I. e Wickham, T. J. (1998). "A proteína recetora do coxsackievirus-adenovírus pode funcionar como uma proteína de ligação celular para serótipos de adenovírus dos subgrupos a, c, d, e e f." **J Virol** *72*(10): 7909-7915.

Roelvink, P. W., Mi Lee, G., Einfeld, D. A., Kovesdi, I. e Wickham, T. J. (1999). "Identificação de um local conservado de ligação ao recetor nas proteínas de fibra de adenoviridae que reconhecem carros". **Science** *286*(5444): 1568-1571.

Rosenberg, S. A. (2007). "Interleucina 2 para pacientes com cancro renal". **Nat Clin Pract Oncol** *4*(9): 497.

Rosenberg, S. A. (2011). "Imunoterapia de transferência de células para câncer sólido metastático - o que os médicos precisam saber". **Nat Rev Clin Oncol** *8*(10): 577-585.

Rosewell, A. (2012). Transdução apical eficiente do epitélio polarizado das vias aéreas humanas por adenovírus sorotipo 3 ASGCT 2012. Filadélfia.

Saenger, Y. M. e Wolchok, J. D. (2008). "A heterogeneidade da cinética da resposta ao ipilimumab no melanoma metastático: casos de pacientes". **Cancer Immun** *8*: 1.

Sarkar, B. K., Chakraborty, C., Sharma, A. R., Bae, K. J., Sharma, G., Doss, G. P., Dutta, D., Ding, S., Ganbold, B., Nam, J. S. e Lee, S. S. (2014). "Novo biomarcador para diagnóstico de câncer de próstata por mrs." **Front Biosci (Landmark Ed)** *19*: 1186-1201.

Sarkioja, M., Pesonen, S., Raki, M., Hakkarainen, T., Salo, J., Ahonen, M. T., Kanerva, A. e Hemminki, A. (2008). "Alterar a fibra do adenovírus para manter a eficácia da entrega de genes na presença de anticorpos neutralizantes". **Gene Ther** *15*(12): 921-929.

Schreiber, R. D., Old, L. J. e Smyth, M. J. (2011). "Imunoedição do cancro: Integração dos papéis da imunidade na supressão e promoção do cancro". **Science** *331*(6024): 1565-1570.

Scott, A. M., Wolchok, J. D. e Old, L. J. (2012). "Terapia de anticorpos contra o cancro". **Nat Rev Cancer** *12*(4): 278-287.

Segerman, A., Arnberg, N., Erikson, A., Lindman, K. e Wadell, G. (2003). "Existem dois receptores de adenovírus de espécies b diferentes: Sbar, comum aos adenovírus das espécies b1 e b2, e sb2ar, utilizado exclusivamente pelos adenovírus da espécie b2." **J Virol** *77*(2): 1157-1162.

Seiradake, E., Henaff, D., Wodrich, H., Billet, O., Perreau, M., Hippert, C., Mennechet, F., Schoehn, G., Lortat-Jacob, H., Dreja, H., Ibanes, S., Kalatzis, V., Wang, J. P., Finberg, R. W., Cusack, S. e Kremer, E. J. (2009). "A molécula de adesão celular "car" e o ácido siálico nos eritrócitos humanos influenciam a biodistribuição in vivo do adenovírus". **PLoS Pathog** *5*(1): e1000277.

Shashkova, E. V., Kuppuswamy, M. N., Wold, W. S. e Doronin, K. (2008). "A atividade anticancerígena do vetor de adenovírus oncolítico armado com ifn-alfa e adp é reforçada pela expressão farmacologicamente controlada do rasto". **Cancer Gene Ther** *15*(2): 61-72.

Shayakhmetov, D. M. e Lieber, A. (2000). "Dependência da infectividade do adenovírus no comprimento do domínio do eixo da fibra". **J Virol** *74*(22): 10274-10286.

Shenk, T. (1996). Fields virology, 3ª ed.

Adenoviridae: The viruses and their replication, Lippincott-Raven Publishers, Philadelphia, Pa.

Sheridan, C. (2013). "Amgen anuncia que o vírus oncolítico encolhe os tumores". **Nat Biotechnol** *31*(6): 471472.

Short, J. J., Pereboev, A. V., Kawakami, Y., Vasu, C., Holterman, M. J. e Curiel, D. T. (2004). "O adenovírus serotipo 3 utiliza o cd80 (b7.1) e o cd86 (b7.2) como receptores de ligação celular". **Virologia** *322*(2): 349-359.

Short, J. J., Vasu, C., Holterman, M. J., Curiel, D. T. e Pereboev, A. (2006). "Membros da espécie b de adenovírus utilizam cd80 e cd86 como receptores de ligação celular". **Virus Res** *122*(1-2): 144-153.

Sinkovics, J. e Horvath, J. (1993). "Novos desenvolvimentos na terapia viral do cancro: A historical review". **Intervirology** *36*(4): 193-214.

Sirena, D., Ruzsics, Z., Schaffner, W., Greber, U. F. e Hemmi, S. (2005). "A sequência nucleotídica e um vetor de transferência de genes de primeira geração da espécie b do adenovírus humano serotipo 3". **Virologia** *343*(2): 283-298.

Small, E. J., Carducci, M. A., Burke, J. M., Rodriguez, R., Fong, L., van Ummersen, L., Yu, D. C., Aimi, J., Ando, D., Working, P., Kirn, D. e Wilding, G. (2006). "A phase i trial of intravenous cg7870, a replication-selective, prostate-specific antigen-targeted oncolytic adenovirus, for the treatment of hormone-refractory, metastatic prostate cancer." **Mol Ther** *14*(1): 107-117.

Smith, T. A., Idamakanti, N., Rollence, M. L., Marshall-Neff, J., Kim, J., Mulgrew, K., Nemerow, G. R., Kaleko, M. e Stevenson, S. C. (2003). "O eixo da fibra do adenovírus serotipo 5 influencia a transferência de genes in vivo em ratos". **Hum Gene Ther** *14*(8): 777-787.

Sobin, L. H. (2001). "Tnm: Princípios, história e relação com outros factores de prognóstico". **Cancro** *91*(8 Suppl): 1589-1592.

Southam, C. M. e Moore, A. E. (1952). "Estudos clínicos de vírus como agentes antineoplásicos com particular referência ao vírus egypt 101". **Cancer** *5*(5): 1025-1034.

Strauss, R. e Lieber, A. (2009). "Barreiras anatómicas e físicas ao direcionamento de tumores com adenovírus oncolíticos in vivo". **Curr Opin Mol Ther** *11*(5): 513-522.

Su, C., Peng, L., Sham, J., Wang, X., Zhang, Q., Chua, D., Liu, C., Cui, Z., Xue, H., Wu, H., Yang, Q., Zhang, B., Liu, X., Wu, M. e Qian, Q. (2006). "A terapia imuno-gene-viral com eficácia triplex mediada por adenovírus oncolítico portador de um gene de interferão-gama produz uma atividade antitumoral eficiente em ratinhos imunodeficientes e imunocompetentes." **Mol Ther** *13*(5): 918-927.

Sudhakar, A. (2009). "História do cancro, métodos de tratamento antigos e modernos". **J Cancer Sci Ther** *1*(2): 1-4.

Tagawa, M., Kawamura, K., Shimozato, O., Ma, G., Li, Q., Suzuki, N., Shimada, H. e Ochiai, T. (2006). "Terapia genética baseada em virologia e imunologia para o cancro". **Cancer Immunol Immunother** *55*(11): 1420-1425.

Tahtinen, S., Gronberg-Vaha-Koskela, S., Lumen, D., Merisalo-Soikkeli, M., Siurala, M., Airaksinen, A. J., Vaha-Koskela, M. e Hemminki, A. (2015). "O adenovírus melhora a eficácia da terapia adotiva com células t, recrutando células imunes e promovendo sua atividade no tumor". **Cancer Immunol Res**.

Tomko, R. P., Xu, R. e Philipson, L. (1997). "Hcar e mcar: The human and mouse cellular receptors for subgroup c adenoviruses and group b coxsackieviruses." **Proc Natl Acad Sci U S A** *94*(7): 3352-3356.

Topi M. O. Turunen, P. N., Vincenzo Cerullo, Sari Pesonen, Minna Oksanen, Sophie Escutenaire, Akseli Hemminki (2009). Effect of oncolytic adenovirus on tumor marker levels in cancer patients and in preclinical test systems (Efeito do adenovírus oncolítico nos níveis de marcadores tumorais em doentes com cancro e em sistemas de ensaio pré-clínicos). ASGCT.

Toth, K., Dhar, D. e Wold, W. S. (2010). "Adenovírus oncolíticos (competentes para a replicação) como agentes anticancerígenos". **Expert Opin Biol Ther** *10*(3): 353-368.

Toth, K. e Wold, W. S. (2010). "Aumentar a eficácia dos vectores de adenovírus oncolíticos". **Viruses** *2*(9): 1844-1866.

Turcotte, S. e Rosenberg, S. A. (2011). "Imunoterapia para cancros sólidos metastáticos". **Adv Surg** *45*: 341-360.

Tuve, S., Wang, H., Ware, C., Liu, Y., Gaggar, A., Bernt, K., Shayakhmetov, D., Li, Z., Strauss, R., Stone, D. e Lieber, A. (2006). "Um novo recetor de adenovírus do grupo b é expresso em níveis elevados em células estaminais e tumorais humanas". **J Virol** *80*(24): 12109-12120.

Ulasov, I. V., Rivera, A. A., Han, Y., Curiel, D. T., Zhu, Z. B. e Lesniak, M. S. (2007). "O direcionamento do adenovírus para os receptores cd80 e cd86 aumenta a eficiência da transferência de genes para células malignas de glioma". **J Neurosurg** *107*(3): 617-627.

van Geer, M. A., Bakker, C. T., Koizumi, N., Mizuguchi, H., Wesseling, J. G., Oude Elferink, R. P. e Bosma, P. J. (2009). "O direcionamento do recetor Ephrin a2 não aumenta a transdução de câncer pancreático adenoviral in vivo". **World J Gastroenterol** *15*(22): 2754-2762.

Wang, H., Li, Z., Yumul, R., Lara, S., Hemminki, A., Fender, P. e Lieber, A. (2011). "A multimerização dos domínios de botão de fibra do adenovírus serotipo 3 é necessária para a ligação eficiente do vírus à desmogleína 2 e subsequente abertura de junções epiteliais". **J Virol** *85*(13): 6390-6402.

Wang, H., Li, Z. Y., Liu, Y., Persson, J., Beyer, I., Moller, T., Koyuncu, D., Drescher, M. R., Strauss, R., Zhang, X. B., Wahl,

J. K., 3rd, Urban, N., Drescher, C., Hemminki, A., Fender, P. e Lieber, A. (2011). "Desmogleína 2 é um recetor para os sorotipos 3, 7, 11 e 14 do adenovírus." **Nat Med** *17*(1): 96-104.

Wardle, J., Robb, K., Vernon, S. e Waller, J. (2015). "Rastreio para prevenção e diagnóstico precoce do cancro". **Am Psychol** *70*(2): 119-133.

Vestergaard, T. A., Nielsen, S. L., Dahlerup, J. F. e Hornung, N. (2008). "Calprotectina fecal: Avaliação de um teste rápido". **Scand J Clin Lab Invest** *68*(4): 343-347.

Vogelstein, B., Papadopoulos, N., Velculescu, V. E., Zhou, S., Diaz, L. A., Jr. e Kinzler, K. W. (2013). "Paisagens do genoma do câncer". **Ciência** *339* (6127): 1546-1558.

Wolchok, J. D., Hoos, A., O'Day, S., Weber, J. S., Hamid, O., Lebbe, C., maio, M., Binder, M., Bohnsack, O., Nichol, G., Humphrey, R. e Hodi, F. S. (2009). "Diretrizes para a avaliação da atividade da imunoterapia em tumores sólidos: Critérios de resposta relacionados com a imunidade". **Clin Cancer Res** *15*(23): 74127420.

Wolchok, J. D., Kluger, H., Callahan, M. K., Postow, M. A., Rizvi, N. A., Lesokhin, A. M., Segal, N. H., Ariyan, C. E., Gordon, R. A., Reed, K., Burke, M. M., Caldwell, A., Kronenberg, S. A., Agunwamba, B. U., Zhang, X., Lowy, I., Inzunza, H. D., Feely, W., Horak, C. E., Hong, Q., Korman, A. J., Wigginton, J. M., Gupta, A. e Sznol, M. (2013). "Nivolumab mais ipilimumab em melanoma avançado". **N Engl J Med** *369*(2): 122-133.

Wolchok, J. D., Weber, J. S., maio, M., Neyns, B., Harmankaya, K., Chin, K., Cykowski, L., de Pril, V., Humphrey, R. e Lebbe, C. (2013). "Taxas de sobrevivência de quatro anos para pacientes com melanoma metastático que receberam ipilimumabe em ensaios clínicos de fase ii". **Ann Oncol** *24*(8): 2174-2180.

Wolfrum, N. e Greber, U. F. (2013). "Sinalização de adenovírus na entrada". **Cell Microbiol** *15*(1): 53-62.

Volk, A. L., Rivera, A. A., Kanerva, A., Bauerschmitz, G., Dmitriev, I., Nettelbeck, D. M. e Curiel, D. T. (2003). "Infeção aprimorada por adenovírus de células de melanoma por modificação de fibra: Incorporação de peptídeo rgd ou quimerismo ad5/3". **Cancer Biol Ther** *2*(5): 511-515.

Wu, E., Pache, L., Von Seggern, D. J., Mullen, T. M., Mikyas, Y., Stewart, P. L. e Nemerow, G. R. (2003). "A flexibilidade da fibra do adenovírus é necessária para uma interação eficiente do recetor". **J Virol** *77*(13): 7225-7235.

Wu, R., Forget, M. A., Chacon, J., Bernatchez, C., Haymaker, C., Chen, J. Q., Hwu, P. e Radvanyi, L. G. (2012). "Terapia adotiva de células t usando linfócitos autólogos de infiltração de tumor para melanoma metastático: status atual e perspectivas futuras". **Cancer J** *18*(2): 160-175.

Xia, Z. J., Chang, J. H., Zhang, L., Jiang, W. Q., Guan, Z. Z., Liu, J. W., Zhang, Y., Hu, X. H., Wu, G. H., Wang, H. Q., Chen, Z. C., Chen, J. C., Zhou, Q. H., Lu, J. W., Fan, Q. X., Huang, J. J. e Zheng, X. (2004). "[ensaio clínico randomizado de fase iii de injeção intratumoral de adenovírus com eliminação do gene e1b (h101) combinado com quimioterapia à base de cisplatina no tratamento do cancro de células escamosas da cabeça e pescoço ou esófago]." **Ai Zheng** *23*(12): 1666-1670.

Yan, J., Allendorf, D. J., Li, B., Yan, R., Hansen, R. e Donev, R. (2008). "O papel das proteínas reguladoras do complemento de membrana na imunoterapia do cancro". **Adv Exp Med Biol** *632*: 159-174.

Ying, B., Toth, K., Spencer, J. F., Meyer, J., Tollefson, A. E., Patra, D., Dhar, D., Shashkova, E. V., Kuppuswamy, M., Doronin, K., Thomas, M. A., Zumstein, L. A., Wold, W. S. e Lichtenstein, D. L. (2009). "Ingn 007, um vetor de adenovírus oncolítico, replica-se em hamsters sírios mas não em ratos: Comparação de estudos de biodistribuição". **Cancer Gene Ther** *16*(8): 625-637.

Yoo, J. Y., Kim, J. H., Kwon, Y. G., Kim, E. C., Kim, N. K., Choi, H. J. e Yun, C. O. (2007). "O adenovírus oncolítico com expressão de rna de grampo curto específico para Vegf provoca uma inibição potente da angiogénese e do crescimento tumoral". **Mol Ther** *15*(2): 295-302.

Young, B. A., Spencer, J. F., Ying, B., Toth, K. e Wold, W. S. (2013). "Os efeitos da radiação na eficácia antitumoral de um vetor de adenovírus oncolítico no modelo de hamster sírio". **Cancer Gene Ther** *20*(9): 531-537.

Zhang, Y. e Bergelson, J. M. (2005). "Receptores de adenovírus". **J Virol** *79*(19): 12125-12131.

Zhao, L., Claggett, B., Tian, L., Uno, H., Pfeffer, M. A., Solomon, S. D., Trippa, L. e Wei, L. J. (2015). "Sobre a curva de tempo de sobrevivência média restrita na análise de sobrevivência." **Biometrics**.

Zielinski, T. e Jordan, E. (1969). "[resultados remotos da observação clínica da ação oncolítica dos adenovírus no cancro do colo do útero]." **Nowotwory** *19*(3): 217-221.

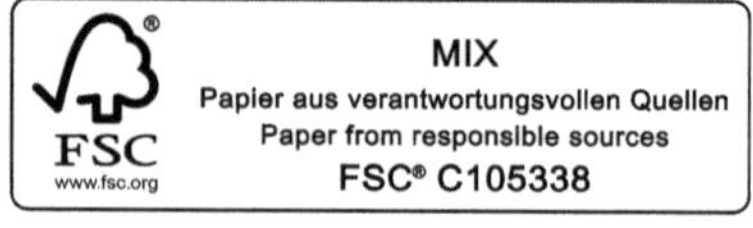

Printed by Books on Demand GmbH, Norderstedt / Germany